LA NUTRITION FLEXIBLE

UN REGIME ALIMENTAIRE PERSONNALISABLE
EN FONCTION DE VOS OBJECTIFS
PERDEZ DU GRAS ET PRENEZ DU MUSCLE
GRACE A UNE METHODE SCIENTIFIQUE

Bastien Wagener

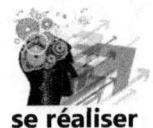

se réaliser

Ce livre est un ouvrage d'éducation générale dans le domaine de la nutrition et est destiné à des adultes en bonne santé, de 18 ans et plus.

Ce livre vise à informer ses lecteurs et ne constitue pas un conseil médical. Consultez votre médecin ou un professionnel de santé avant de commencer n'importe quel programme d'exercice physique ou de nutrition. Faites de même si vous avez des questions concernant votre santé.

Il peut y avoir des risques à s'engager dans des modifications de régime alimentaire pour des personnes en mauvaise santé ou souffrant de troubles de la santé mentale ou physique.

Puisque ces risques existent, vous ne devriez pas vous engager dans ce type d'activité si vous êtes en mauvaise santé ou souffrez de troubles de la santé mentale ou physique. Si vous choisissez d'ignorer ces risques, vous assumez seul(e) cette décision et toutes ses conséquences.

Les résultats évoqués dans ce livre ne sont pas uniformes et identiques pour tout le monde. En fonction des individus et de leur physiologie, les résultats peuvent différer.

ISBN-978-1540555687

Édition 1.0

Design de la couverture, mise en page et illustrations par se-realiser.com

Images et photos : CC-BY meditations, sponchia, KreF, webdesignhot, holdentrils, Monstruo Estudio, felixioncool, zhaolifang, shineonoat, akvctzy, freevector, nightwolfdezines, nightcharges, www.vecteezy.com.

Visitez le site web de l'auteur : www.se-realiser.com

Visiter le site web du livre : www.nutrition-flexible.fr

A PROPOS DE L'AUTEUR

Bonjour,

Je m'appelle Bastien et je travaille dans la recherche scientifique et le développement personnel depuis presque dix ans.

Je pense que tout le monde peut se réaliser par des projets, que ce soit dans le domaine professionnel, personnel, physique ou mental. Je travaille chaque jour au partage et à la vulgarisation de conseils utiles basés sur la recherche scientifique (et non pas de « trucs » ou autres solutions miracles qui permettraient d'atteindre facilement n'importe quel objectif).

Par cette démarche, j'aide les gens à appliquer des méthodes qui fonctionnent pour atteindre leurs objectifs. Je partage tout cela avec plaisir dans mes ouvrages et sur mon blog.

Si vous cherchez à obtenir le corps de vos rêves ou à progresser dans n'importe quel autre projet, je pense que je peux vous aider. J'espère que vous appréciez mes livres et serais heureux d'avoir de vos nouvelles sur mon blog[a] ou sur le site consacré à la nutrition flexible[b].

Amicalement,

Bastien.

---

[a] www.se-realiser.com
[b] www.nutrition-flexible.fr

TABLE DES MATIERES

INTRODUCTION

Qui n'a jamais souhaité obtenir le corps de ses rêves ? Que ce soit dans une perspective de santé, de performance sportive, d'esthétique ou des trois à la fois, nous avons tous essayé à un moment ou à un autre de faire un régime ou de manger plus pour prendre du muscle. Parfois nous obtenons quelques succès, mais la plupart du temps les résultats sont minces. Certain(e)s se retrouvent parfois même avec une situation pire à l'arrivée, et qui se dégrade à force d'essais infructueux. Et pourtant, les solutions miracles se multiplient, les articles vous promettant d'atteindre enfin le corps fantasmé ou la santé visée sont nombreux, et de nouveaux ouvrages viennent remplir les rayons des librairies tous les ans. Tous ces conseils sont-ils à jeter ? Certainement pas. Les livres disponibles aujourd'hui peuvent comporter des informations pertinentes pour telle ou telle pathologie, ou prodiguer quelques conseils utiles, bien qu'insuffisants. On trouve aujourd'hui plusieurs types de livres sur la nutrition : les ouvrages généralistes axés sur la santé, ceux focalisés sur un mode d'alimentation particulier (paléo, végane, etc.), les témoignages, les livres de régime « clé en main » dans lesquels rien n'est vraiment justifié, et quelques ouvrages sportifs qui parlent rapidement de nutrition ou qui font la revue des compléments alimentaires du marché. Ces différents écrits sont souvent construits autour de quelques idées simples, qui facilitent la communication et le marketing autour de l'ouvrage. Ces idées sont parfois même assez dogmatiques et finissent par perdre le lecteur entre ce qui est autorisé ici et ce qui est interdit ailleurs.

En langue française, il y a encore peu d'ouvrages qui s'appuient sur la recherche scientifique et qui citent des travaux permettant de justifier les propos et les approches décrites. Ainsi, les livres de nutrition pouvant se décliner à tous types de régimes alimentaires, justifiés scientifiquement et présentant une méthode transparente pour atteindre des objectifs de transformation corporelle n'existent pas, ou restent dans l'anonymat. De l'autre côté de l'Atlantique, les choses sont légèrement différentes, et la démarche consistant à citer de nombreuses sources scientifiques directement consultables par le lecteur est désormais de plus en plus courante. Le domaine de la nutrition et du sport n'est pas épargné par ce mouvement, et il existe quelques livres de qualité sur le sujet. Cependant, ils ne sont pas forcément accessibles aux lecteurs francophones (car peu traduits), et restent bien souvent limités au contexte de la musculation et du fitness, sans forcément élargir leur horizon à la population générale.

Le constat de départ de ce livre est donc le suivant : il y a un manque cruel d'ouvrages généralistes, scientifiquement justifiés et non dogmatiques sur la nutrition. De plus, les méthodes permettant d'atteindre des objectifs en termes de poids et de composition corporelle ne sont pas regroupées et organisées simplement pour que les lecteurs puissent facilement mettre en œuvre un plan d'action permettant d'obtenir le physique souhaité. Bien sûr, les informations existent et sont disponibles sur Internet : en étant bilingue et en passant des centaines d'heures à lire des articles de recherche, à consulter des sites de qualité et à tirer l'essentiel de dizaines d'ouvrage, on peut très bien établir soi-même la méthodologie que je vous propose dans ce livre. Il n'y a donc aucun « secret », aucun « mystère » et aucun « truc » inédit qui révolutionne le monde de la nutrition et de l'alimentation dans « La Nutrition Flexible ». Par contre, le travail d'analyse et d'organisation des connaissances y est déjà fait, et le tout est articulé dans une méthodologie concrète et simple à mettre en œuvre, et ce quel que soit votre objectif.

Les idées qui constituent la base de cet ouvrage s'appuient à la fois sur des études scientifiques rigoureuses, mais également sur des décennies de pratique dans le monde du bodybuilding et du fitness (et je ne parle pas ici de sportifs s'aidant de substances illicites, puisque cela fausse complètement les rythmes hormonaux et les possibilités de transformation corporelle). Ceux et celles qui arrivent à transformer leur corps et celui des autres en un physique plus musclé et moins gras sont en effet bien placés pour savoir ce qui fonctionne et ce qui ne fonctionne pas. De plus, ces pratiques convergent avec les résultats de milliers d'études scientifiques ! A partir de toutes ces données, on peut donc développer une méthodologie claire découpée en plusieurs étapes simples. Ce livre vous donnera ainsi un cadre, des bases théoriques et une méthode pour mettre en place un plan d'action optimal pour *vous*. Le but est donc de vous aider à comprendre ce qui influence votre composition corporelle pour atteindre aussi rapidement et durablement que possible un physique qui vous convienne.

Tout au long des chapitres de ce livre, vous trouverez des travaux scientifiques pour appuyer les propos avancés. Mais attention, si certains éléments sont extrêmement bien établis depuis des décennies, d'autres aspects ne sont pas applicables tels quels à tous dans tous les cas. Dans les grandes lignes donc, ce que je vous propose est solidement étayé, mais sur certains détails, il vous faudra adapter les choses, et je vous y aiderai. La science ne pourra en effet jamais nous donner des réponses précises pour tous les cas de figure et toutes les situations particulières. Et quoi qu'il en soit, vous êtes libre de ne pas me croire : je vous invite à consulter les références scientifiques listées dans la bibliographie du livre (p.246) et à vérifier ce que j'avance. Mon but dans cet ouvrage est de vous fournir des outils concrets pour agir, mais également de vous proposer une base théorique suffisamment documentée pour que vous puissiez naviguer et prendre des décisions éclairées par vous-même dans le domaine de la nutrition et de l'alimentation. En clair, renseignez-vous, éduquez-vous, et ne prenez pas ma parole pour argent comptant : allez explorer les publications scientifiques si vous le souhaitez, approfondissez certains sujets du livre via d'autres sources si vous voulez en savoir plus. On pourrait en effet écrire des milliers de pages sur la nutrition et l'alimentation, mais ce n'est pas le but de ce livre. Certains seront donc peut-être déçus car ils ne trouveront pas ici toutes les informations voulues sur des modes d'alimentation, les processus physiologiques et hormonaux, ou les effets différenciés de diverses pratiques sportives sur les fibres musculaires, par exemple. Considérez donc plutôt cet ouvrage comme une base (que j'espère solide) et qui vous donnera une boussole en termes de nutrition. Oui, vous pourrez affiner certains sujets, mais cela ne remettra pas en question ce que vous aurez appris ici.

A ce stade, vous vous demandez peut-être à qui s'adresse ce livre. C'est très simple : il n'y a pas de sélection à l'entrée, tout le monde est le/la bienvenu(e) ! Que vous soyez un(e) pratiquant(e) de la musculation, une mère ou un père de famille plutôt sédentaire, un fan de course à pied, que vous ayez 17 ans ou 60 ans, vous pourrez appliquer ce que vous allez lire à votre situation particulière. Néanmoins, si vous avez des problèmes de santé particuliers, consultez un médecin ou un spécialiste qui pourra vérifier que votre projet de transformation corporelle ne met pas en péril votre santé. Dans un ouvrage généraliste et adaptable de quelques centaines de pages, il est en effet impossible de traiter de la multitude des pathologies médicales nécessitant des approches spécifiques. Ceci étant dit, sachez d'ores et déjà une chose : vouloir transformer son physique de manière positive nécessite certes de gérer son alimentation, mais également de stimuler ses muscles par le biais de l'activité physique. Toute personne prétendant le contraire méconnaît le sujet ou ment, tout bonnement. En plus des bénéfices sur la silhouette, l'esthétique et les performances physiques, le sport a des nombreux effets positifs sur la santé, la mémoire, l'attention et les apprentissages.[1] Si le focus de l'ouvrage ne porte pas sur l'activité physique, j'aborderai tout de même le sujet pour vous aider à intégrer (si ce n'est pas déjà le cas) une activité physique à votre emploi du temps afin que vous puissiez atteindre vos objectifs.

Dans la droite ligne de tout ce qui vient d'être exposé, ce livre a été découpé en trois parties distinctes. La première partie intitulée « Comprendre » vous donnera tous les éléments de compréhension nécessaires pour travailler à un objectif de transformation corporelle. Vous disposerez ainsi des bases essentielles et incontournables de la nutrition, mais aussi de divers éléments concernant la motivation, la mise en place d'habitudes, et la pratique sportive. La seconde partie nommée « Agir », vous propose quant à elle une méthodologie précise et détaillée pour atteindre l'objectif que vous vous serez fixé. Pour vous aider, je vous ai préparé un fichier à télécharger gratuitement [a] qui vous permettra d'effectuer votre diagnostic corporel, de fixer votre objectif, d'optimiser votre plan d'action et d'évaluer vos progrès au fur et à mesure. De même, vous trouverez des fiches de synthèse reprenant l'essentiel de la démarche de prise et de perte de poids en annexe (p.267). Enfin, dans la dernière partie, je développerai des outils d'analyse pour vous aider à surmonter les difficultés courantes, puis je vous proposerai une analyse rétrospective de tout ce que vous aurez accompli, pour que vous puissiez tirer un maximum de bénéfices de cette expérience. Et si d'aventure vous vous perdiez dans les abréviations – que j'ai volontairement limitées au strict minimum – sachez qu'un index des abréviations est disponible page 271.

Voilà pour le programme général de « La Nutrition Flexible » ! J'espère que vous trouverez dans les prochaines pages de nombreuses informations utiles pour atteindre votre objectif et enfin obtenir le corps que vous souhaitez ! Je ne vous promets pas le corps de vos rêves en trois semaines, mais je vous garantis qu'avec des efforts et un plan d'action rondement mené, vous arriverez à vos fins. Et si vous rencontrez des

---

[a] Disponible sur le site consacré au livre : www.nutrition-flexible.fr. Consultez les annexes (p. 265) pour savoir comment récupérer ce fichier.

difficultés, n'hésitez surtout pas à me contacter[a] : je vous aiderai au meilleur de mes capacités !

---

[a] Contactez-moi sur le site www.nutrition-flexible.fr, le page facebook « nutritionflexible » ou à l'adresse suivante : bastien.wagener@nutrition-flexible.fr

Partie 1
Comprendre

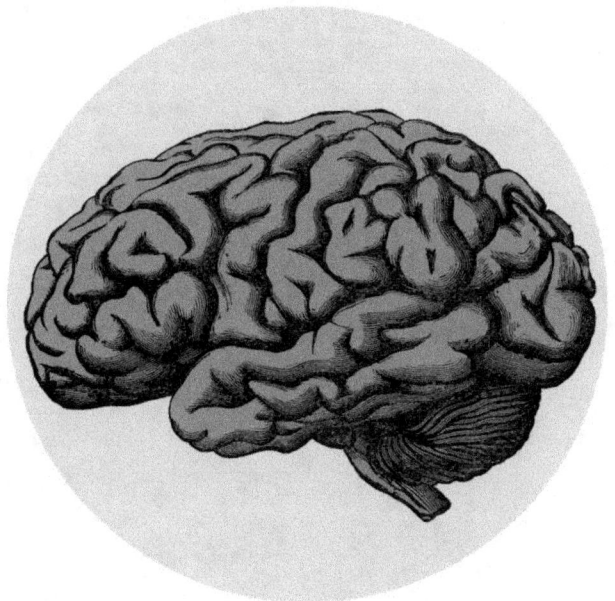

Chapitre 1.
LES GRANDS PRINCIPES

Qui n'a jamais essayé de perdre du poids, ou au contraire d'en prendre, se trouvant trop gros(se) ou trop maigre ? Si on tente l'aventure, on se perd alors dans les divers conseils et régimes aussi nombreux que contradictoires, sans savoir qui croire. Hier, les graisses étaient l'ennemi numéro un, aujourd'hui c'est le sucre, quand ce n'est pas un aliment particulier qui nous condamnerait à l'échec (ou qui serait au contraire un « super-aliment » à même de tout résoudre). Si on écoute tous ces conseils, on passe alors d'un type de régime à un autre, en respectant tel ou tel dogme alimentaire, avec parfois quelques résultats, mais le plus souvent pas grand-chose de positif. On continue alors éventuellement à chercher l'ultime régime alimentaire ou le « hack » qui nous donnera le corps que l'on désire. Malheureusement, il n'existe pas de raccourci, de « truc » ultime ou de technique secrète pour parvenir à perdre du gras ou à prendre du muscle. En vérité, en ce qui concerne la nutrition la réalité est très banale et les principes qui permettent d'atteindre ces objectifs très simples. Simples certes, mais efficaces. Pas besoin de prendre des compléments alimentaires magiques ou de bannir à vie certains aliments. Atteindre un objectif de transformation physique nécessite tout bonnement de prendre en compte certains éléments essentiels. Dressons un premier portrait des fondamentaux à respecter quand on cherche à perdre du gras ou à prendre du muscle.

I.   L'équilibre ou balance énergétique

C'est le principe numéro un à respecter dans tout régime alimentaire, qui prévaut sur tout le reste. Mais qu'est-ce au juste que cet équilibre énergétique ? Il s'agit simplement du rapport entre l'énergie que vous fournissez à votre corps à travers la nutrition et l'énergie que votre corps brûle. En fonction de ce ratio, vous prendrez, perdrez, ou stabiliserez votre poids. Imaginez que l'équilibre énergétique fonctionne comme un compte en banque :

-   Si vous mettez plus d'énergie sur votre compte que vous en dépensez, vous créez un solde positif ou « surplus énergétique ». Quand c'est le cas, votre corps stocke une partie de ce surplus en graisse corporelle : il met de « l'argent » de côté.

-   Si vous mettez moins d'énergie sur votre compte que vous n'en dépensez, vous êtes à découvert et vous créez un solde négatif ou « déficit énergétique ». Pour revenir à l'équilibre, votre corps va débloquer de l'énergie stockée dans ses réserves de graisses : il va piocher dans son « épargne ». Ces « économies » lui servent à se maintenir à flot en période de disette.

Il s'agit donc d'un procédé qui respecte le premier principe de la thermodynamique. En gros, « rien ne se perd, rien ne se crée, tout se transforme ». L'équilibre énergétique n'est pas une théorie ou une croyance, c'est un fait scientifique éprouvé depuis plus d'un siècle par de nombreuses recherches[2]. Oubliez donc les modes qui disent que les calories ne comptent pas, ou que ce qu'on mange n'a pas d'importance : tout est une question d'équilibre entre ce que l'on mange et l'énergie que l'on dépense.

En clair, si vous grossissez, c'est que vous mangez trop, et si vous maigrissez, c'est que vous ne mangez pas assez. Mais attention, on peut très bien grossir en prenant plus de muscle que de graisse) et perdre du poids en perdant beaucoup de muscle (en plus de la graisse. Si prendre 5 ou 10kg de muscle peut être satisfaisant, prendre 10 kg de graisse l'est beaucoup moins. De même, si vous avez travaillé dur pour augmenter votre masse musculaire, il serait dommage d'en perdre les trois quarts lors d'une perte de poids visant à vous débarrasser de la graisse superflue. C'est là que les aliments consommés et leur composition jouent un rôle important. Prenons l'exemple d'un régime qui vous incite à manger uniquement de la soupe. Avec une telle alimentation, vous allez facilement perdre du poids : il est très difficile de manger assez de soupe pour être en excès au niveau de la balance énergétique. Par contre, avec ce genre d'approche extrême vous risquez aussi de perdre beaucoup de muscle.

Arrêtons-nous un instant sur un point de vocabulaire au sujet de la prise et de la perte de poids. Dans le premier cas, on parle de **prise de masse** (voir encadré p.17). On cherche alors à prendre du poids en favorisant la prise de muscle au détriment de la prise de gras (il est impossible de prendre naturellement du muscle sans prendre un peu de gras). Dans le deuxième cas on parle de **sèche** (voir encadré p.18). Il s'agira ici de perdre du poids en privilégiant la perte de gras tout en protégeant la masse musculaire. Ici aussi, il est impossible de perdre du poids sans perdre un gramme de muscle. Mais contrairement au cas de la prise de masse, on peut réellement rendre la perte de muscle extrêmement minime.

Dans les prochaines pages, je vais bien entendu approfondir ces notions. Nous verrons notamment comment trouver le bon équilibre par rapport à un objectif de transformation corporelle ; nous parlerons des

> **Prise de masse :**
>
> La prise de masse est la démarche qui consiste à manger plus que ce dont notre corps a besoin au quotidien afin de prendre du poids. Une prise de masse bien conduite a pour objectif de prendre principalement du muscle et aussi peu de gras que possible.

macronutriments et de l'ajustement de ces derniers ; nous parlerons du contenu des repas et de leur nombre. Bref, nous couvrirons beaucoup de sujets pour que vous disposiez de tous les éléments pour mettre en place un plan d'action personnalisé et efficace. Vous l'aurez donc compris, quand on prend du poids ou qu'on en perd, ce qui a le plus d'importance est la nature de ces gains ou ces pertes : graisse ou muscle.

Sèche :

La sèche est la démarche qui consiste à manger moins que ce dont notre corps a besoin au quotidien afin de perdre du poids. La sèche se distingue d'une simple perte de poids par le fait qu'elle se focalise sur l'élimination du gras tout en protégeant la masse musculaire.

II. La composition corporelle

A la lumière des paragraphes précédents, nous voyons que le poids, s'il est un indicateur indispensable, n'est clairement pas suffisant. Deux hommes peuvent peser exactement le même poids, mais si pour l'un le taux de gras est de 10% et pour l'autre de 25%, leurs silhouettes seront très différentes. Le premier aura une apparence athlétique et des abdominaux visibles alors que le second aura de l'embonpoint. La composition corporelle des femmes est bien entendu différente de celle des hommes, et ce principalement à cause de la fonction reproductive qui implique des différences hormonales et une localisation du stockage des graisses distincte.

Plutôt que de parler de manière vague, je vous propose de consulter le tableau suivant qui met en lien le type de silhouette et taux de graisse corporelle chez les hommes et les femmes.

Pourcentage de gras		
Hommes	Catégories	Femmes
2% à 5%	Gras essentiel minimal	10% à 13%
6% à 13%	Athlètes	14% à 20%
14% à 17%	Actifs	21% à 24%
18% à 25%	Sédentaires	25% à 31%
Plus de 25%	Obèses	Plus de 31%

Selon votre objectif esthétique, vous pouvez chercher à être dans la catégorie des « actifs » ou des « athlètes », les fourchettes étant ici assez larges. Sachez que si vous êtes un homme, vous devriez commencer à avoir une définition correcte de vos abdominaux autour de 10 à 11% de gras. Pour les femmes, vous commencerez à voir le dessin du grand droit de l'abdomen autour des 20%.

Enfin, le taux de gras n'est pas le seul déterminant qui vous permettra d'avoir une silhouette athlétique, même habillé(e). Pour cela il faut aussi avoir une certaine masse musculaire. C'est pourquoi il est important de stimuler vos muscles pour les développer lorsque vous êtes en prise de masse ou les protéger en cas de sèche. Si vous êtes une femme, ne vous inquiétez pas : votre masse musculaire de départ et votre physiologie ne vous permettront pas d'avoir un look masculin ou « costaud », même si vous faites beaucoup de sport et de musculation (sans dopage, cela est en effet tout bonnement impossible).

J'insiste dès le début du livre sur la préservation de la masse musculaire pour une bonne raison : beaucoup de régimes populaires proposent une « phase d'attaque » qui va vous faire perdre parfois 4 ou 5kg en une semaine. Sachez qu'à ce « tarif » vous êtes sûr(e) de perdre beaucoup d'eau, de muscle, et juste un peu de graisse. Je reviendrai sur cet aspect dans les prochaines pages mais sachez que pour perdre efficacement du poids en préservant votre masse musculaire, votre santé et votre métabolisme, il faut avoir une approche modérée et rationnelle. C'est peut-être motivant de voir son poids baisser sur la balance au début, mais c'est contreproductif à long-terme. En effet, à force d'appliquer ce type d'approche régime après régime, on peut finir par avoir un look « skinny fat » (on peut traduire cela par « maigre-gras »). Cela signifie qu'on a un poids faible mais qu'on n'a pas pour autant de définition musculaire. On apparaît maigre, tout en ayant des bourrelets et de la graisse. Mais rassurez-vous, même si c'est votre cas, ce n'est pas une fatalité ! En clair donc, quand on perd ou qu'on prend du poids, il faut savoir ce qui constitue cette variation : est-ce du muscle, ou du gras ? On peut même perdre du gras et prendre du muscle et donc avoir un poids stable tout en changeant objectivement son physique. Le poids n'est donc pas un indicateur suffisant : c'est l'analyse de la composition corporelle qui va permettre de comprendre la qualité des variations de poids d'un individu.

Enfin, si on parle énormément des effets négatifs du surpoids (diabète, cholestérol, image de soi, etc.), on insiste moins sur les bénéfices d'un physique bien développé, et sur tout ce que peut apporter un corps en bonne santé avec une masse musculaire conséquente (longévité, énergie, motivation, confiance en soi, etc.). Tout cela nécessite une activité physique qui va permettre de favoriser la masse musculaire au détriment de la masse grasse. C'est pourquoi tout objectif de transformation corporelle **doit s'appuyer sur une pratique sportive,** en plus de la nutrition !

III.   L'activité physique et la dépense énergétique

Mettons d'emblée les choses au clair, ce livre est consacré à la nutrition, et je ne rentrerai pas dans le détail des pratiques sportives. Néanmoins, il est indispensable d'aborder le sujet. Si vous voulez changer votre physique en favorisant votre masse musculaire par rapport au gras, il vous faudra pratiquer une activité physique. Tout régime qui vous promet le contraire est un leurre, et ne vous permettra pas de « sécher » (c'est-à-dire de conserver votre masse musculaire lors d'une perte de poids). Notre corps n'est pas idiot : le muscle consomme de l'énergie au repos et si nous ne nous en servons très peu, il en détruira une partie pour se fournir en énergie (jusqu'à une certaine limite évidemment), tout en puisant également dans les graisses. C'est bien simple, une personne peu musclé(e) consomme moins d'énergie au repos qu'une personne musclée. Le corps cherche simplement à revenir à un niveau de masse musculaire où ce qui est mangé suffit à combler ses besoins. Notre corps est un bon gestionnaire, il cherche à faire des économies d'énergie en période de « disette », sans se mettre en danger pour autant. Il y a évidemment des limites à ce processus, mais c'est l'idée générale. En revanche, si vous utilisez vos muscles régulièrement, votre corps comprendra leur importance et leur utilité, et ne s'en servira pas comme source d'énergie, sauf cas de force majeure. Notre corps est une machine bien huilée, qui fonctionne sur des principes de survie tout à fait pertinents. Autant donc s'appuyer sur ceux-ci pour atteindre un objectif esthétique ou de santé.

Le pendant de ces processus est que plus une personne est musclée, plus il lui faudra d'énergie pour maintenir son physique. En effet, même au repos, le muscle consomme de l'énergie. Avoir plus de masse musculaire vous fait donc brûler plus d'énergie, sans bouger plus. Cela signifie que si vous prenez du muscle, vous pourrez à terme manger plus qu'avant ou vous permettre plus de petits excès, sans prendre de poids. Encore une bonne raison de développer sa masse musculaire !

D'ailleurs, même si l'esthétique a son importance d'un point de vue psychologique, l'aspect santé du sport n'est pas non plus à négliger. En effet, l'activité physique a d'énormes bénéfices sur la santé, le métabolisme et la physiologie humaine[3]. C'est aussi une manière de gérer le stress extrêmement efficace qui a des conséquences positives sur la cognition et les émotions[4].

Pour bien comprendre comment fonctionne la construction musculaire, je vous propose de la détailler rapidement. Le processus de développement musculaire fonctionne en deux phases. Quand vous faites de l'exercice, vous détruisez une partie de votre muscle, c'est ce qu'on appelle le **catabolisme musculaire**. En mangeant suffisamment et correctement, vous allez favoriser dans un deuxième temps l'**anabolisme musculaire**, c'est-à-dire la reconstruction voire le développement des muscles. Si votre alimentation présente un excédent calorique avec suffisamment de protéines (nous détaillerons tout cela par la suite), votre corps va **surcompenser** et reconstruire plus de muscle que ce qui a été endommagé par l'exercice. Pour que cette surcompensation ait lieu et que le corps favorise le développement musculaire, il faut ainsi à la fois faire de l'exercice, et manger suffisamment et correctement.

Le sport est donc un outil indispensable dans toute démarche de transformation corporelle et de santé. Bien entendu, toutes les activités physiques sont possibles. Trouver une pratique sportive qui vous convient et dans laquelle vous prenez du plaisir est indispensable. Autant en effet faire de cette activité quelque chose d'agréable au quotidien. Attention néanmoins : l'activité physique ne doit pas être une excuse pour bouger beaucoup moins le reste de la semaine, car dans ce cas vous aller dépenser de l'énergie d'un côté pour en économiser de l'autre. Selon l'activité pratiquée, vous pouvez même arriver à un bilan nul par rapport à une période précédente où vous ne pratiquiez pas de sport. Cela n'enlève rien aux bénéfices de l'exercice physique pour la santé et le développement musculaire, mais limitera votre perte de poids (si c'est votre objectif).

a. *Faut-il faire du cardio pour maigrir ?*

Une idée très répandue veut que la meilleure manière de perdre du poids soit de courir plusieurs heures par semaine sur un tapis roulant dans une salle de sport. Cependant, le cardio à allure modérée sur des durées longues (30 minutes à 1 heure par séance), n'est pas la meilleure manière de perdre du gras[5]. L'inconvénient principal de cette approche est qu'on va brûler de l'énergie **uniquement** pendant la séance. Des séances plus courtes qui alternent effort intense et effort modéré vont brûler quant à elles moins de calories pendant la séance, mais vont faire augmenter la consommation d'oxygène post-exercice (« excess post-exercise oxygen consumption » ou EPOC). On appelle cette approche l'entraînement par intervalles ou HIIT (« high intensity interval training »). Qu'est-ce que tout cela signifie ? Et bien tout simplement que le corps va avoir besoin de plus de temps pour récupérer après ce type de séance d'entraînement et devra consommer plus de calories au repos[6,7]. Cela permet par ailleurs de mieux préserver la masse musculaire que du cardio à allure modérée[8]. Sachez enfin que s'entraîner avec une résistance importante, comme dans la pratique de la musculation, brûle également plus d'énergie sur la journée[9] qu'une séance de cardio longue. Donc, si vous aimez courir pendant une heure, ne vous privez pas, mais vous pouvez également faire un entraînement fractionné (alterner sprints et course à allure modérée) pendant 20 minutes et brûler plus de graisses tout en gagnant du temps. Le basket ou le badminton sont par exemple d'autres activités sportives très fractionnées : vous devez sprinter, changer de direction, sprinter à nouveau, etc. Les sports collectifs ou individuels de ce type sont donc également une excellente manière de pratiquer une activité physique, en y ajoutant un côté ludique. De même, remplacer une heure de cardio à allure modérée par une heure de musculation brûlera plus de graisses et stimulera la croissance musculaire.

Attention cependant si vous êtes en surpoids important : évitez la course à pied dans un premier temps pour épargner vos articulations. Vous pourrez toujours en faire dans un deuxième temps une fois une partie de votre excès de gras perdu. Deuxième point à souligner, si vous n'avez pas fait de sport depuis longtemps, ne commencez pas par de l'entraînement par intervalles sur des durées longues et en y allant à fond : cela risque d'être très éprouvant pour vous et démotivant. Vous pouvez donc commencer par du cardio « classique » à intensité modérée pendant au moins 20 minutes. L'intérêt dans ce cas sera le moindre besoin de récupération qui permet une pratique plus régulière que le HIIT.

Pour résumer, il n'est donc pas utile et indispensable de passer des heures à pédaler ou à courir pour perdre du poids. Cela va au contraire être moins efficace en termes de croissance musculaire et de temps. Pour avoir une idée générale de différents types d'entraînement sur le développement musculaire comparez le physique d'un marathonien avec celui d'un sprinteur : le second a une masse musculaire plus importante que le premier. Ce sont évidemment les deux extrémités d'un continuum, et vous n'avez pas à choisir entre l'un ou l'autre, tous les intermédiaires sont possibles. Les deux types d'entraînement ont bien entendu leur intérêt propre, en fonction du temps dont vous disposez et de vos objectifs. Mais si vous préférez vous entraîner moins souvent et surtout moins longtemps en améliorant votre condition physique, le HIIT sous toutes ses formes peut être une solution très intéressante. Écoutez-vous et n'oubliez pas que tout est une question de modération.

Nous avons donc la réponse à la question posée plus haut : vous n'êtes pas obligé(e) de faire du cardio pour maigrir. Des activités tournées vers la force peuvent donc aussi avoir leur place dans un plan d'entraînement.

b. LA MUSCULATION

Si vous cherchez à développer votre masse musculaire, je vous invite à regarder le physique d'athlètes de haut niveau dans le sport que vous pratiquez. Cela donne en général une assez bonne idée du type de physique que l'on peut développer avec telle ou telle pratique sportive. Bien entendu, aujourd'hui la plupart des athlètes complètent leur préparation physique avec des séances de musculation. Si vous cherchez la manière la plus efficace de stimuler vos muscles pour les faire croître, il peut donc être pertinent d'intégrer des séances de musculation à votre programme d'activité physique. De plus, celles-ci vous feront brûler plus de calories que diverses activités cardio d'endurance en plus de stimuler fortement vos muscles. La musculation reste la meilleure manière de préserver votre masse musculaire en cas de sèche ou de la développer en cas de prise de masse[10-12].

Ne croyez pas que la musculation soit réservée aux « jeunes » et qu'il est impossible de développer sa masse musculaire une fois qu'on a dépassé les 40 ans. En effet, des études montrent qu'on peut très bien le faire passé cet âge[13] et même après 60 ans[14]. Cela préserve de surcroît de la perte de masse musculaire lié à l'âge (ou sacropénie[15]) et d'autres problèmes de santé liés au vieillissement[16]. La seule différence lorsqu'on a passé la vingtaine est qu'on a besoin de plus de temps pour récupérer après une séance. Si vous avez passé cet âge, il suffit donc de vous mettre progressivement au travail en écoutant votre corps.

Le but n'est pas ici de vous proposer un programme complet de musculation, mais sachez que le plus efficace est de construire un programme autour d'exercices poly-articulaires qui stimulent de grands groupes musculaires (ex : squat, soulevé de terre, développé couché, développé militaire, etc.). Cela est bien entendu valable pour les hommes **et** les femmes. De même, il vaut mieux travailler sur des séries courtes avec des poids plus lourds (de 4 à 8 répétitions par série) que de faire des séries longues avec des poids légers, car cela permet de progresser plus efficacement. Mesdames, oubliez donc les séries de 30 curls avec un petit haltère coloré de 250g ! Apprenez les bons gestes (qui sont à la portée de n'importe qui) avec des poids faciles pour vous (avant d'augmenter la charge), utilisez préférentiellement des poids libres (barres et haltères) et non des machines et ne laissez pas votre égo vous dicter le poids à mettre sur la barre (n'est-ce pas messieurs !). Planifiez vos séances et notez leur contenu pour disposer d'une vraie perspective sur votre progression. C'est un autre avantage de la musculation : vous pouvez réellement quantifier vos progrès. Si le poids ou le nombre de répétitions avec le même poids augmentent au fil des séances, c'est que vous avez gagné en force. Je ne vais pas plus développer ce point, mais vous orienter vers quelques programmes et ouvrages intéressants qui vous permettront d'approfondir le sujet si vous le souhaitez :

- Le programme proposé par Mike Matthews[17,18] dans ses livres[a]
- Le programme « Stronglifts 5x5 »[b]

---

[a] Les livres en anglais sont disponibles aux liens suivants : Bigger Leaner Stronger pour les hommes (http://amzn.to/2fkTioU) et Thinner Leaner Stronger pour les femmes (http://amzn.to/2fQcmrg)
[b] Site du programme : http://stronglifts.com

- Le livre « Starting Strength »[19] de Mark Rippetoe[a]

Pour faire simple, orientez-vous vers des programmes qui privilégient la force et évitez les conseils de magazines de musculation et de fitness souvent mal avisés.

C. CE QU'IL FAUT RETENIR

Pratiquer une activité physique est donc indispensable à tout projet de transformation corporelle. Le premier critère pour réussir est de trouver une activité qui vous séduit, vous amuse, vous plaît. Lancez-vous dans les arts martiaux ou l'escrime, remettez-vous au football, découvrez le volley, faites du roller, de la randonnée, etc. Avec tous les sports existants, vous trouverez certainement une activité qui convient à votre emploi du temps et à vos préférences. Expérimentez, découvrez, amusez-vous. Je ne saurais que trop vous conseiller d'intégrer également un peu de musculation dans votre programme sportif pour favoriser le développement de votre masse musculaire. Vous pouvez bien entendu aussi décider de pratiquer exclusivement la musculation. A vous de voir donc. Mais surtout, épargnez-vous l'heure de course quotidienne si cela vous ennuie terriblement ! Tous ces efforts seront plus simples si vous ne percevez pas le tout comme une corvée. Il faut absolument insérer votre pratique sportive et votre nouvelle alimentation dans votre quotidien en prenant en compte les habitudes en place et votre environnement immédiat.

IV.   La volonté, les habitudes et l'environnement

Soyons honnêtes, changer ses habitudes aux niveaux alimentaire et sportif n'est clairement pas toujours aisé, et tout ne se passe pas toujours comme on le souhaiterait. Transformer son physique nécessite donc de prendre en compte la motivation, les habitudes et l'environnement. Ces dimensions vont en effet jouer un rôle primordial de

---

[a] Le livre en anglais est disponible ici http://amzn.to/2g3Bwpf

facilitateur ou au contraire de frein à votre progression.

a. LA VOLONTE ET LA MOTIVATION

S'appuyer uniquement sur la volonté pour mettre en œuvre ses objectifs alimentaires quotidiens et une recette pour l'épuisement et *in fine*, l'échec ou – au mieux – des résultats mitigés[20]. Pour faire simple, si vous devez résister à des tentations alimentaires en permanence, cela va vous épuiser, et vous céderez plus facilement dans d'autres domaines, ou alors vous finirez par retomber dans vos anciennes habitudes[21]. En effet, la volonté n'est pas vraiment inépuisable[22], même si on peut mettre en place des stratégies pour la préserver ou pour la « recharger ». Le simple fait de se croire capable de résister à la tentation peut déjà protéger la volonté[23]. Le fait de réussir à se contrôler sur de petites tâches impliquant peu de volonté de manière régulière peut également renforcer celle-ci[24–26]. On « muscle » sa volonté en quelque sorte. Quoi qu'il en soit, s'appuyer exclusivement sur la volonté reste une mauvaise idée, surtout que certaines stratégies vous permettent d'éviter d'y avoir recours trop souvent.

Il faut donc au contraire anticiper les difficultés et prendre les décisions en amont en créant un plan d'action qu'il suffira d'appliquer. Ainsi vous n'aurez pas besoin de réfléchir à ce que vous devez faire, vous n'aurez pas besoin de vous demander si vous avez envie ou pas de vous conformer à votre objectif : il vous suffira d'appliquer votre plan. Dans le cadre d'un objectif de transformation corporelle, un plan vous permettra de savoir ce que vous mangez et quand. De même vous saurez comment gérer ou compenser un éventuel excès inévitable (lié au travail ou à la famille) avec ce type d'approche. Il faut vraiment s'appuyer **le moins possible sur la volonté et le self-control**. Avoir à décider et à calculer les calories à chaque repas constitue une perte de temps et d'énergie ainsi qu'une voie royale vers l'échec. Le stress du quotidien a de plus tendance à saper la volonté, ce qui ne va pas vous aider à atteindre vos objectifs[27]. D'ailleurs, les gens moins stressés (et le sport, comme la relaxation sont d'excellents moyens de faire baisser le niveau de stress[28–32]), résistent mieux aux tentations et sont moins susceptibles d'abandonner[33,34]. C'est pour cela que compter les calories au fur et à mesure, en plus d'être fastidieux, est vite contre-productif pour beaucoup de gens. Notez également que le fait d'avoir trop de choix, en plus de saper la volonté, fait baisser la satisfaction et le bien-être psychologique[35].

Planifier et relire vos objectifs régulièrement est donc une excellente manière de vous protéger de l'échec ou de baisses de volonté[36]. Cela vous permettra de faire la différence entre des envies et de réels besoins et de prendre des décisions éclairées. Voilà tout l'intérêt de la démarche que je vous propose et qui consiste à réapprendre les principes de l'alimentation en prenant conscience du fonctionnement de son propre corps.

Mais il existe encore bien d'autres éléments à prendre en compte pour garantir le succès d'une telle démarche. Une autre manière de rater ses objectifs consiste par exemple à se récompenser de « bons » comportements avec des comportements « mauvais » (ou disons plutôt contre-productifs). Ainsi, la recherche montre que le simple fait de commander un plat principal équilibré et sain peut encourager à surcompenser avec des boissons, accompagnements et desserts caloriques[37]. Il ne s'agit donc pas de récompenser quelques efforts avec des compensations immédiates, qui sont souvent des surcompensations. La récompense réelle est l'atteinte des objectifs finaux. Et si de petits écarts (nous en parlerons en détail plus loin) ne vont pas ruiner tous vos efforts, se récompenser systématiquement est la meilleure manière de faire du sur place, ou pire, de régresser. A force, certain(e)s vont même se dire « à quoi bon ? » et complètement lâcher les rênes[38]. Pour autant, des écarts ponctuels ou des échecs ne sont pas une raison pour tout abandonner. L'auto-dénigrement va vous faire retomber dans vos travers et ne vous aidera absolument pas[39]. Au contraire, faire preuve de compassion envers vous-même favorisera votre volonté[40–42], vous permettra d'apprendre de vos erreurs et d'avancer en vous remobilisant. Plus loin dans le livre, nous prendrons le temps d'analyser les difficultés fréquemment rencontrées dans les projets de transformation corporelle pour vous proposer des stratégies permettant de les dépasser.

Il va donc falloir mettre en place des stratégies pour préserver votre volonté et favoriser le maintien de votre motivation tout au long de votre parcours de transformation physique. Sachez qu'il est important que votre démarche de transformation corporelle soit avant tout motivée par votre bien-être et votre satisfaction plutôt que par le regard des autres. Il faut en effet que celle-ci soit le résultat d'une décision personnelle et non quelque chose d'imposé par une pression sociale quelconque. Si vous décidez de transformer votre physique en toute autonomie et pour des raisons en lien avec vos valeurs, vous aurez plus de chance d'atteindre votre but et de maintenir votre motivation, tout en étant plus épanoui(e)[43,44]. Mais la volonté ne fait pas tout. Voyons comment les anciennes habitudes et la mise en place de nouvelles habitudes influencent l'atteinte d'un but.

b. LES HABITUDES

Prendre de nouvelles habitudes alimentaires et reprendre le contrôle sur ce qu'on mange n'est pas quelque chose de facile, mais cela n'a pas à être un chemin de croix non plus. Pour mettre en place de nouvelles habitudes, sachez qu'il faut en moyenne 66 jours. Selon le domaine, l'efficacité de la mise en place, le contexte, la complexité de l'habitude en question et les individus, cela peut prendre de 18 à 254 jours[45]. Ayez donc en tête que tout ne va pas se régler en deux semaines de manière définitive. La nutrition est au croisement d'habitudes, d'histoires personnelles, de préférences alimentaires, de notion de plaisir, de symboles, de représentations sociales, etc. Il va donc falloir faire un travail de prise de conscience et d'apprentissage pour pouvoir progresser. Mais cela ne signifie pas que c'est impossible ou très difficile. Il faut simplement prendre connaissance des principes de la nutrition et analyser honnêtement la situation et les leviers d'action qui sont à votre disposition. Un parcours de transformation corporelle n'est jamais linéaire : vous rencontrerez des difficultés, des challenges, des échecs. Le tout est d'anticiper les choses et de profiter des contretemps pour en apprendre plus sur votre fonctionnement psychologique et sur vos réactions physiologiques.

Pour garantir plus sûrement l'atteinte de vos objectifs, sachez que planifier et anticiper les difficultés est une manière très efficace de vous assurer de la réussite de votre démarche[46]. Et mon projet est justement de vous y aider, en vous donnant tous les éléments nécessaires pour planifier efficacement votre alimentation, mais aussi pour analyser ce qui constitue votre contexte particulier afin que vous puissiez désamorcer un maximum de situations problématiques avant même qu'elles se produisent. Évidemment, vous ne pourrez pas parfaitement appliquer votre plan d'action chaque jour pendant des mois. Mais, grâce à une telle approche d'anticipation, ce sera le cas la plupart du temps. Et quand vous ne respecterez pas vos nouvelles habitudes, vous aurez le sentiment que quelque chose n'est pas « normal », que quelque chose ne va pas. De plus, si vous avez un plan d'action, vous saurez plus facilement quand et comment vous avez fait des écarts, puisque vous disposerez d'une grille de lecture précise.

Petit à petit, vous augmenterez votre capacité à jauger ce qu'il y a dans votre assiette, et à compenser des écarts. Vous pourrez aussi, *in fine*, vous maintenir à votre composition corporelle « idéale » sans compter une seule calorie, car vous aurez acquis une notion claire et précise de ce que représentent les aliments en termes de valeurs caloriques, mais aussi par rapport à vos besoins quotidiens. C'est donc un véritable travail d'apprentissage et d'acquisition de comportements et d'habitudes positives que je vous propose dans ce livre. Cela se fera de manière tout à fait transparente car je vais vous expliquer systématiquement le « pourquoi du comment » !

Pour certains, il est plus facile de mettre en place de petites habitudes progressivement que de tout changer d'un coup. Soit on arrive avec l'alimentation flexible à faire quelque chose qui est mieux équilibré mais pas si différent de ce que l'on mange d'habitude, soit c'est vraiment très différent de l'alimentation actuelle et il vaut alors mieux procéder par étapes avant de faire un plan complet (ex : réduire la consommation d'alcool, la quantité de féculents, augmenter la quantité de protéines, réduire le sucré, etc.). Vous aurez donc le choix entre rentrer progressivement ou directement dans un plan alimentaire adapté à vos besoins. Il vaut en effet parfois mieux commencer lentement en étant sûr de progresser vers son objectif que d'y aller de manière radicale pour échouer ensuite. Néanmoins, pour d'autres la motivation est telle qu'un changement trop progressif peut être contre-productif. Avec la méthode que je développerai dans les prochaines pages, vous serez à même d'évaluer si vous préférez appliquer des changements progressifs ou si vous souhaitez directement mettre en place des modifications plus radicales. Pour faire ce choix, vous devrez prendre en compte votre environnement.

c. L'ENVIRONNEMENT

Vous le savez, quand on veut changer de physique, on ne s'isole pas dans une grotte pendant 1 an. On doit adapter son alimentation tout en jonglant avec des contraintes liées au travail, à l'organisation, au temps, aux événements sociaux et familiaux, etc. C'est pourquoi il faut absolument prendre en compte cette dimension quand on veut faire des changements. Quel que soit le domaine, vous n'atteindrez pas vos objectifs si vous supposez d'emblée que tout va s'organiser autour de vous spontanément pour soutenir vos efforts ! Les tentations et les contraintes peuvent être nombreuses et il faut absolument les intégrer pour mieux les gérer.

Premièrement, il faut gérer vos stocks de nourriture. Organiser l'environnement pour ne pas avoir accès aux tentations permet d'atteindre ses objectifs de manière plus sûre et efficace[47]. Cela veut simplement dire que si vous n'avez pas de cookies dans vos placards, vous ne risquez pas d'en manger une boîte entière. Avoir un plan alimentaire bien établi avant d'aller faire les courses, et les faire le ventre plein, permettra déjà d'enlever un certain nombre de tentations dans l'environnement que vous contrôlez le plus, c'est-à-dire votre maison. De même, si vous êtes tenté(e) par l'odeur en passant devant la boulangerie, vous pouvez très bien changer de chemin pour éviter de passer à cet endroit quand vous allez à l'université ou au travail.

Le deuxième point important concerne l'aspect culturel. Comme je l'ai déjà souligné, la nourriture a une valeur symbolique et certains aliments sont synonymes de convivialité et de moments de partage. Je ne vous conseille pas de vous couper de ces moments-là en inventant des excuses pour ne pas aller à telle ou telle soirée ou pour éviter un apéro dînatoire. Si vous en faites fréquemment, vous pourrez en réduire le nombre, mais vous pouvez aussi anticiper ces événements en adaptant votre alimentation du jour de manière raisonnable pour participer à ces moments conviviaux sans mettre à mal tous vos progrès. Nous en reparlerons plus en profondeur dans la prochaine partie du livre.

Enfin, le dernier aspect dont je voulais vous toucher un mot dès maintenant est l'aspect social en lien avec l'alimentation. En effet, ce que les autres font a un effet important sur nos choix et nos comportements, et ce d'autant plus que les personnes en question sont proches de nous[48]. Ainsi, avoir des amis ou de la famille en surpoids augmente bien entendu le risque d'être en surpoids soi-même[49,50]. Le fait de voir les autres faire des excès peut encourager à céder à ses pulsions (quand il s'agit d'alimentation, cela peut par exemple se produire dans une soirée ou une fête)[51]. Mais si cela est vrai pour le négatif, ça l'est également pour le positif[52,53], ce qui est plutôt une bonne nouvelle. Le simple fait de penser à des personnes ou des modèles en termes de self-control peut augmenter le vôtre[54]. Cherchez donc à partager votre projet de transformation physique avec quelqu'un qui poursuit le même objectif pour faciliter votre parcours. Par exemple, être régulièrement en contact à ce sujet par email peut vous aider à vous soutenir et à vous inspirer mutuellement. Vous pouvez aussi prendre un modèle de volonté et de réussite pour vous motiver en cas de coup dur. Si vous avez des gens autour de vous qui sont susceptibles de vous soutenir, de vous aider ou de vous encourager, n'hésitez pas à leur parler de votre projet. Vous pouvez même vous appuyer sur eux (avec votre accord préalable) pour vous rappeler votre objectif lors de moments de tentation et éviter ainsi certains dérapages « inutiles ».

Pour conclure sur ce sujet, je me dois donc d'insister sur la prise en compte de l'environnement dans votre projet : ce sera un facteur de réussite ou une source de difficultés. Gardez cela en tête pour la suite des opérations ! Je reviendrai sur cet aspect dans la partie « Agir » (p.107) avec une méthode et des stratégies précises pour vous aider en cas de besoin.

V. En résumé

Ce premier chapitre introductif nous aura permis de brosser un tableau général des grands principes à prendre en compte quand on veut changer de physique. L'équilibre énergétique et la composition corporelle d'abord, qui sont les aspects qui conditionnent toute démarche précise et efficace dans le domaine de la nutrition. Si on les ignore, on a peu de chance d'arriver à ses fins et de mesurer correctement la qualité des résultats obtenus.

De même, nous avons commencé à souligner l'importance de l'activité physique et son rôle dans la construction musculaire. Réfléchissez dès maintenant à ce qui constituera l'essentiel de votre pratique sportive lors de votre sèche ou de votre prise de masse à venir : c'est un élément essentiel de la réussite de votre projet.

Enfin, nous avons mis l'accent d'emblée sur certains aspects psychologiques et sociologiques de tout « régime ». On ne peut pas ignorer ces dimensions et faire comme s'il suffisait de vouloir appliquer un régime clé en main pour que tout fonctionne comme sur des roulettes. Vous aurez à faire une analyse de ce qui vous motive, de vos habitudes et de l'influence des gens autour de vous pour mettre toutes les chances de votre côté. Là encore, j'essayerai de vous donner un maximum de pistes de réflexion pour faire de certaines difficultés des atouts dans votre démarche de transformation physique.

Pour avancer, il nous faut donc désormais rentrer dans le vif du sujet en abordant toutes les notions indispensables à la compréhension de la nutrition et de son fonctionnement dans une perspective de prise ou de perte de poids.

Chapitre 2.
CALORIES & NUTRIMENTS

L a nutrition n'est pas si complexe qu'on veut bien le dire. Quand on cherche simplement à manger correctement pour être en santé et développer un certain type de physique, les choses sont plutôt simples. En comprenant les tenants et les aboutissants des notions de « calories », de « macronutriments » et de « micronutriments », il est possible de définir des objectifs précis et de comprendre comment les atteindre.

I.   Les calories

Ce qu'on désigne dans le langage courant par « calorie » correspond en réalité à une kilocalorie (notée kcal) appelée aussi grande calorie (notée Cal). Nous utiliserons ce terme dans son acception courante tout au long de cet ouvrage. Mais qu'est-ce qu'une calorie, au juste ? Il s'agit tout simplement de la quantité d'énergie nécessaire pour augmenter d'1°C la température d'1kg d'eau. Une kilocalorie correspond à 4,18 kilojoules (kJ), une autre mesure de l'énergie qu'on retrouve également sur les étiquettes des produits alimentaires. Ainsi, la valeur calorique des aliments nous indique l'énergie potentielle qu'ils contiennent.

Nous avons du mal à estimer la valeur calorique d'un repas de manière spontanée [55–58], c'est pourquoi il faut dans tout régime reprendre des repères pour apprendre à situer avec justesse notre consommation calorique. Puisque la prise ou la perte de poids dépend en premier lieu de l'équilibre énergétique (rapport entre calories ingérées et calories brûlées par l'organisme), cette démarche est essentielle.

Chaque jour, nous consommons des aliments qui représentent une certaine quantité d'énergie. Si trop d'énergie est consommée, le corps va stocker du gras et éventuellement construire du muscle (en fonction de la sollicitation musculaire). Si trop peu d'énergie est consommée, le corps va puiser dans ses ressources pour faire face à ses besoins. Et selon le régime alimentaire adopté, l'ampleur et la durée du déficit calorique, mais aussi l'activité sportive, le corps peut puiser dans les graisses, déconstruire du muscle ou même ralentir son métabolisme pour se préserver. Voyons tout cela en détail.

a. LE MÉTABOLISME DE BASE

Avant tout autre chose le corps humain a besoin d'une certaine quantité d'énergie pour rester en vie. Avec ses diverses réserves de graisses et sa capacité à détruire du muscle pour l'utiliser comme source d'énergie, notre corps peut faire face à des périodes de privation alimentaire plus ou moins longues. Cependant, l'énergie dont il a besoin provient au final toujours de l'alimentation. La mesure de la quantité d'énergie nécessaire au corps pour assurer toutes ses fonctions de base et rester en vie (en dehors de toute activité physique), est appelée **métabolisme de base** ou métabolisme basal (noté **MB**). Ainsi, une personne pesant 80kg avec 15% de masse grasse aura un métabolisme basal de 1839

> **Le métabolisme de base (MB) :**
>
> Énergie utilisée par le corps en 24h pour assurer son fonctionnement et rester en vie (en dehors de toute activité).

kcal (nous verrons comment calculer le MB au point I du Chapitre 5, p.109). Au contraire, une personne de 80kg avec seulement 10% de gras aura un métabolisme de base de 1925 kcal, soit quasiment 100 kcal de plus. On voit donc qu'il y a un « avantage » à avoir une masse musculaire plus importante, puisqu'on pourra consommer plus de nourriture sans pour autant grossir. En effet, les muscles consomment plus d'énergie au repos que les cellules adipeuses, ce qui a évidemment une incidence sur la quantité d'énergie quotidienne nécessaire pour maintenir l'organisme dans son état actuel. D'où l'intérêt de faire du sport pour gagner en masse musculaire du point de vue de l'alimentation (sans parler de tous les bénéfices que nous avons développés en partie II p.18).

Attention cependant, notre métabolisme de base n'est pas constant et l'énergie que l'on consomme au repos peut augmenter ou baisser à cause de nos comportements alimentaires ou sportifs sur le long terme : on parle alors d'**adaptation métabolique**. Pour faire simple, quand on baisse son apport énergétique en deçà des besoins du corps, le métabolisme va ralentir pour se protéger[59]. Plus la restriction calorique est grande, plus le corps va ralentir son métabolisme de manière importante et rapide[60]. Au bout d'un moment, le corps ralentira suffisamment le métabolisme pour que celui-ci consomme à peu près autant d'énergie que ce qu'on lui fournit. Cela peut entraîner des cercles vicieux où l'on va se restreindre de plus en plus et faire toujours plus de sport sans pour autant perdre du poids. Évidemment, le corps ne peut pas s'adapter indéfiniment et si on ne consomme que 500 kcal par jour, l'organisme ne pourra pas baisser ses besoins en dessous d'un certain seuil, même en détruisant beaucoup de masse musculaire. C'est comme cela qu'on arrive à des situations désespérantes voire dangereuses chez certaines personnes suivant des régimes de manière extrême sans avoir pris le temps de comprendre comment tout ceci fonctionne. Nous verrons comment remédier à ce problème, mais gardez déjà une chose en tête : quel que soit le régime que vous appliquez, il ne faut **jamais** descendre son apport calorique en dessous de son métabolisme basal. Sachez également qu'à l'inverse, lorsqu'on mange très au-delà de nos besoins pendant plusieurs semaines, le métabolisme va accélérer jusqu'à un certain point avant d'atteindre un plateau[61]. Un métabolisme « ralenti » n'est donc pas une fatalité et on peut inverser la tendance.

b. LA DEPENSE ENERGETIQUE JOURNALIERE

En plus de l'énergie nécessaire au fonctionnement de l'organisme au repos, nous avons besoin d'énergie pour toutes les activités du quotidien. Quand on calcule son besoin en calories, il faut donc ajouter au métabolisme de base les calories nécessaires à la réalisation des activités physiques. On obtient alors la **dépense énergétique journalière** (**DEJ**) qui totalise le nombre de calories brûlées sur 24 heures. La DEJ intègre plusieurs éléments en plus du métabolisme basal : l'**activité physique et sportive** (**AP**), la **thermogenèse indépendante de l'exercice physique** (« non-exercise activity thermogenesis » ou **NEAT**)[62] et l'**effet thermique des aliments** (**ETA**) :

-   L'activité physique et sportive correspond à tout exercice volontaire visant à entretenir ou à développer la condition physique. Ainsi, que vous fassiez de la musculation, du vélo, de la natation, du tennis ou des arts martiaux, cela rentrera dans cette catégorie.

-   La NEAT correspond à tous les autres mouvements que l'on fait dans la journée, sans lien avec une pratique sportive : marcher, parler, taper des pieds, aller faire les courses, faire des pas de danse, etc. Il va de soi que si vous avez un travail physique, votre NEAT va être substantiellement plus importante que celle d'un employé de bureau passant la journée devant un ordinateur. L'ampleur de cette activité peut grandement varier d'un individu à l'autre, allant jusqu'à 2000 kcal dans les cas extrêmes[63,64]. En prenant certaines habitudes, comme le fait de marcher plutôt que de prendre la voiture pour les courtes distances, ou encore prendre les escaliers plutôt que l'ascenseur, on peut dépenser environ 350 calories de plus par jour[63]. Sachez également qu'on ne brûle pas tous la même quantité d'énergie pour la même activité à effort égal. Si une personne a plus de muscle qu'une autre pour un poids équivalent, elle brûlera plus de calories à l'effort[65] (exactement comme pour le MB).

- L'effet thermique des aliments représente l'énergie nécessaire à votre corps pour traiter la nourriture consommée. Ainsi, l'organisme prélève une « taxe » sur vos repas pour les digérer et en assimiler les nutriments. L'ETA varie selon la composition de vos repas (selon les macronutriments) et représente en moyenne 10% de votre DEJ[66].

Ainsi, tous ces éléments sont à prendre en compte quand on veut calculer sa dépense énergétique journalière et savoir combien de calories consommer pour perdre ou prendre du poids. Il est évident que votre DEJ varie d'un jour à l'autre : vous ne faites pas du sport tous les jours, et votre NEAT peut varier en fonction des tâches que vous accomplissez au travail ou à la maison. Cependant, les méthodes que nous allons utiliser pour calculer la DEJ prennent en compte ces variations et permettent d'avoir une moyenne quotidienne de vos besoins en calories en prenant en compte votre activité hebdomadaire. Nous verrons ceci en détail plus loin (partie I-b. p.114). Pour résumer, voici les composantes de la dépense énergétique journalière :

> **La dépense énergétique journalière (DEJ) :**
>
> Total de l'énergie brûlée chaque jour par le corps pour assurer son fonctionnement (MB), effectuer les activités physiques et sportives (AP), se mouvoir (NEAT) et digérer la nourriture consommée (ETA).

$$DEJ = MB + AP + NEAT + ETA$$

C. LE RAPPORT ENTRE LES CALORIES ET LES VARIATIONS PONDERALES

Ainsi, avec la DEJ on sait où se situer par rapport à la balance énergétique. Lorsque le corps a juste assez ou plus d'énergie que nécessaire à travers l'alimentation, il n'a pas besoin d'aller puiser dans ses réserves de graisse. Au contraire, lorsque la nourriture consommée ne suffit pas à couvrir notre DEJ, le corps brûlera ses réserves de graisses pour compenser le manque (voire du muscle). A partir du moment où l'on mange et jusqu'à plusieurs heures après le repas, une abondance d'énergie arrive et est donc utilisée pour faire fonctionner le corps. S'il y en a trop, elle est stockée. Quand ce processus est terminé, le corps utilise ses réserves comme source d'énergie pour continuer à fonctionner. Ainsi, sur une période de 24h, notre corps brûle et stocke du gras alternativement. A la fin de la journée, si on stocke plus d'énergie que l'on en brûle, on prend du poids, sinon, on en perd. Si on stimule suffisamment ses muscles (ce qui entraîne une dégradation de certaines fibres musculaires : le catabolisme), deux cas de figure sont envisageables. En cas d'excès d'énergie une part de celle-ci servira à les réparer et à en construire

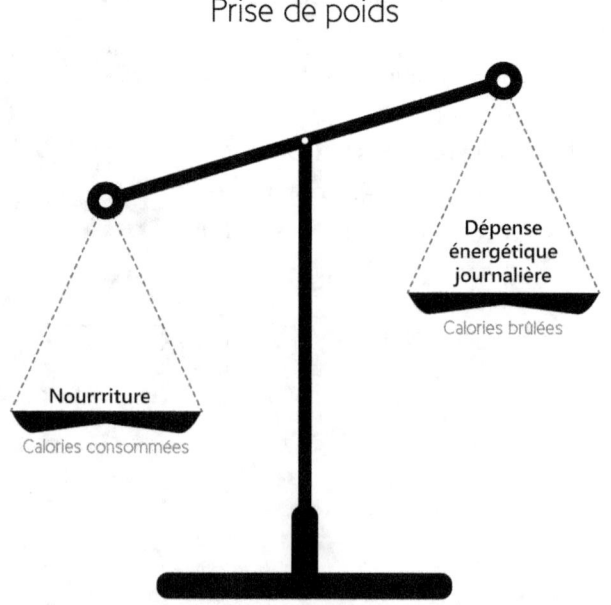

Prise de poids

Dépense énergétique journalière

Calories brûlées

Nourrriture

Calories consommées

davantage (on parle d'anabolisme musculaire dans ce cas) ; en cas de déficit énergétique, le corps va tenter au maximum de les réparer et de les protéger (mais cela ne fonctionnera pas à 100%). Donc, pour perdre du gras, il faut brûler plus d'énergie qu'on n'en consomme, et pour prendre du muscle, il faut consommer plus d'énergie qu'on n'en brûle. Par contre, si vous ne stimulez pas du tout vos muscles au travers d'activités physiques et sportives, votre corps aura tendance à piocher également dans votre masse musculaire (jusqu'à un certain point), pour combler le manque d'énergie. De manière simplifiée, le corps se débarrasse du muscle car il « coûte » de l'énergie au repos, constitue une excellente source de carburant et n'est pas vital au-dessus d'un certain seuil : par conséquent, si on ne le stimule pas, le corps se sentira « autorisé » à se débarrasser du superflu. Ceci va alors faire baisser la masse musculaire, et on brûlera donc moins d'énergie au repos (MB) et pendant toutes les activités physiques. On peut alors rentrer dans un cercle vicieux où, malgré des privations de plus en plus grandes, on n'arrive pas à perdre efficacement du gras. Sans compter qu'un physique légèrement gras et très peu musclé (connu sous le terme de « skinny fat », comprenez « maigrichon grassouillet ») est rarement celui que l'on recherche, que ce soit chez les hommes ou chez les femmes.

Perte de poids

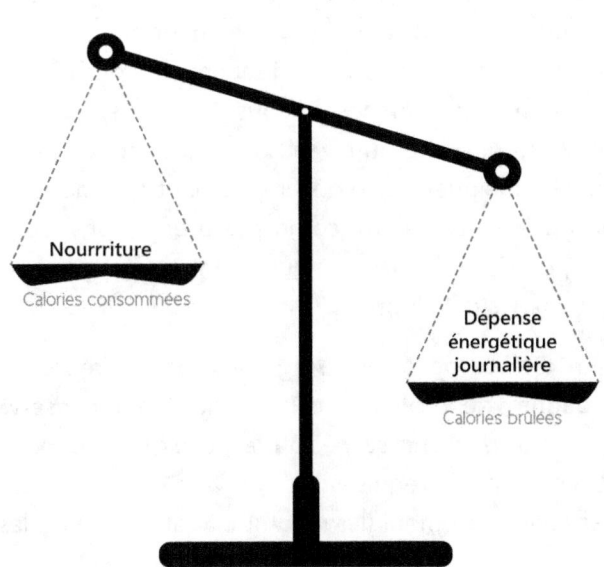

Nourrriture
Calories consommées

Dépense
énergétique
journalière
Calories brûlées

Pour optimiser ses gains ou sa perte de poids, travailler uniquement avec les calories de manière globale n'est néanmoins clairement pas suffisant. C'est pourquoi nous allons pousser l'investigation un peu plus loin en nous intéressant aux macronutriments.

II.   Les macronutriments

Les macronutriments sont les composants essentiels de notre alimentation, nécessaires en quantités importantes pour notre survie, notre santé et nos activités au quotidien. Les trois macronutriments sont les protéines, les glucides et les lipides.

a.   LES PROTEINES

Les protéines sont véritablement les briques de base de notre organisme. Les acides aminés qui les composent sont en effet utilisés pour la construction musculaire, la production d'hormones (comme l'insuline par exemple), d'enzymes et d'anticorps, ou encore la formation de tissus comme les cheveux ou les ongles, pour ne citer que quelques exemples. Ces acides aminés peuvent être séparés en deux catégories : les acides aminés essentiels (AAE) et les acides aminés non-essentiels. Les AAE sont importants car le corps ne peut pas les produire et doit donc nécessairement les obtenir par l'alimentation. Ainsi, quand vous consommez des aliments qui contiennent des protéines, votre corps les décompose en acides aminés. Si vous n'en consommez pas assez, votre organisme peut en pâtir au niveau de la construction et de la réparation musculaire, le maintien ou le développement des muscles étant alors mis à mal. Si vous faites du sport (comme je vous le conseille), vous avez donc besoin de plus de protéines que quelqu'un de sédentaire pour réparer vos muscles, voire les développer.

En termes de calories, 1g de protéine représente **4kcal**. Mais quelle quantité de protéines consommer pour conserver votre masse musculaire pendant une sèche, ou la développer pendant une prise de masse ? Les quantités requises sont en vérité bien plus élevées que celles conseillées habituellement (les recommandations officielles sont d'environ

0,8g par kilo de poids corporel)[67]. En effet, selon ces chiffres une personne de 70kg n'aurait besoin que de 56g de protéines par jour, ce qui représente – pour les omnivores obtenant leurs protéines exclusivement par la viande – moins de 300g de viande par jour (la viande contient environ 20g de protéines pour 100g). La recherche montre au contraire clairement qu'il est intéressant d'augmenter significativement l'apport en protéines lorsqu'on cherche à perdre du poids[68]. De même, un apport plus important est utile pour tout sportif[69], qu'il cherche à prendre du muscle ou à le conserver en période de restriction calorique[70]. Évidemment, beaucoup de facteurs peuvent moduler l'efficacité avec laquelle le corps absorbe les protéines consommées[67], cependant on peut tout de même donner un chiffre autour duquel il est préférable de se situer :

- En prise de masse : environ 2g/kg de poids de corps

- En sèche : environ 2,4g/kg de poids de corps

Rassurez-vous, de telles quantités de protéines n'ont pas d'effets néfastes sur les fonctions rénales[71–73], mais peuvent par contre vous assurer de bien meilleurs résultats. Ainsi, pour un homme de 80 kg qui désire perdre du poids, l'apport quotidien sera d'environ 208g par jour.

Petit bémol, pour une personne qui dépasse un certain taux de gras (25% pour les hommes et 30% pour les femmes), on peut légèrement modifier le calcul pour avoir un apport plus approprié. En effet, si vous vous trouvez dans ce cas de figure, vous avez moins de masse maigre (muscles, os, etc.) que quelqu'un qui fait le même poids que vous à 15% de gras (pour un homme) ou 20% pour une femme. Nous verrons exactement comment calculer votre masse maigre plus loin dans ce livre, mais contentons-nous pour le moment d'un calcul rapide du besoin en protéines dans ce cas de figure :

- En sèche : environ 1,8g/kg de poids de corps

Je n'évoque ici que le cas de la sèche puisqu'il faudra commencer par perdre du gras si vous êtes dans ce cas de figure (à terme, vous pourrez faire une prise de masse pour prendre du muscle en vous basant sur le chiffre proposé plus haut). Ainsi, un homme de 100kg à 28% de masse grasse pourra se contenter d'environ 180g de protéines par jour.

Vous voyez donc qu'on obtient des chiffres légèrement différents selon le cas de figure. Plusieurs approches sont possibles pour calculer les besoins en protéines, mais nous n'allons pas rentrer dans des subtilités techniques en envisageant tous les cas de figures possibles, car beaucoup de paramètres peuvent moduler – légèrement – les recommandations. Nous reparlerons de l'apport en protéines lorsque nous aborderons les proportions en macronutriments de votre alimentation en fonction de vos objectifs. Vous pourrez alors calculer automatiquement vos besoins selon votre métabolisme basal et votre taux de gras. Pour faire simple, retenez pour le moment les chiffres suivants qui se situent sur des valeurs hautes pour assurer l'obtention de résultats :

- **En prise de masse : Environ 2g/kg de poids de corps**

- **En sèche : Environ 2,4g/kg de poids de corps**

Les sources de protéines

Intéressons-nous maintenant aux sources de protéines. Il y a deux manières d'obtenir un apport en protéines suffisant : par la nourriture ou par des suppléments protéinés. En ce qui concerne la nourriture, on trouve des protéines dans la viande, le poisson, les produits animaux, les végétaux, etc. Évidemment, selon l'aliment en question, la concentration en protéines va varier (voir le tableau p.153). De même, la qualité d'assimilation des protéines appelée PDCAAS (score des acides aminés corrigé pour la digestibilité variant de 0 à 100%) change en fonction de la source considérée. Nous n'allons pas rentrer dans le détail ici, mais sachez d'une manière générale que les protéines animales (viande, laitages et œufs) sont mieux absorbées et assimilées que les protéines végétales[74]. Les protéines végétales ne sont néanmoins pas pour autant des protéines de moins bonne qualité. Il faut juste consommer une plus grande variété de protéines végétales pour couvrir les besoins en AAE.

Si vous voulez compléter votre apport en protéines par des

suppléments sous forme de poudres ou de boissons c'est tout à fait possible. Cela est totalement optionnel, mais peut s'avérer pratique. Consommer des protéines en poudre n'est pas moins « naturel » que de rajouter du sucre dans votre café ou de l'huile dans vos plats. De plus, en termes de prix des protéines au kilo, cela est plutôt économique par rapport à l'achat de viande ou d'œufs (qui, rappelons-le, ne contiennent « que » 20% de protéines pour l'un et 10% pour l'autre). Si vous décidez d'opter pour ce type d'apport (qui doit rester un complément dans votre alimentation), plusieurs choix s'offrent à vous[75] :

Qualité d'assimilation de différentes protéines	
Type de protéine	Score PDCAAS
Protéine de lactosérum (Whey)	100
Caséine	100
Protéine d'œuf	100
Protéine de soja	92
Protéine de pois	69
Protéine de riz	50
Protéine de chanvre	51-61

Sachez enfin que les poudres de protéines que vous trouvez dans le commerce ne sont pas constituées à 100% de protéines, la concentration pouvant aller de 50g pour 100g à 95g pour 100g. N'oubliez donc pas de regarder l'étiquette !

On pourrait aller bien plus loin dans le détail des acides aminés, de la vitesse d'absorption des protéines, des effets sur les hormones, etc. Cependant cela n'est pas vraiment utile pour atteindre des objectifs de prise de masse ou de perte de graisse. L'objectif de cet ouvrage étant d'être aussi concis que possible tout en vous apportant les éléments qui vous permettront de progresser, nous n'allons donc pas approfondir plus avant le sujet « brûlant » des protéines pour nous consacrer aux autres macronutriments.

b. LES GLUCIDES

Les glucides, qu'on désigne parfois simplement par le terme de « sucres », représentent la source immédiatement disponible d'énergie permettant à notre corps de fonctionner. Notre corps peut en stocker une certaine quantité sous forme de glycogène, et ce dans le foie et les muscles (ces stocks sont sans commune mesure avec les capacités de stockage de graisse). De plus, nous avons toujours une certaine quantité de glucides en circulation dans le sang sous forme de glucose : c'est ce qu'on appelle la glycémie. Même si les glucides sont la source préférentielle d'énergie pour le corps, ils ne sont pas pour autant essentiels dans le sens où nous sommes à même de fabriquer des glucides à partir de protéines ou de graisses lorsqu'ils sont absents de l'alimentation.

Une certaine hormone, l'insuline, a pour fonction de faire rentrer le glucose sanguin dans les cellules et d'en stocker l'excès comme graisse. Cette molécule permet néanmoins aussi d'amener les acides aminées (les composantes des protéines) dans les muscles pour construire du tissu musculaire (et empêcher sa dégradation), et de retirer les graisses du flux sanguin pour permettre leur stockage. La réponse insulinique (production d'insuline suite à la consommation de nourriture, particulièrement de glucides) ne provoque pas un stockage de graisses plus important quand elle est élévée[76]. Manger des glucides de manière importante au cours d'un repas ne va donc pas provoquer une prise de graisse démesurée (en supposant que vous soyez en excès calorique).

Les différents types de sucres

En ce qui concerne les glucides, on peut les séparer en deux grandes catégories selon leur structure moléculaire : les sucres simples et les sucres complexes. Les glucides simples (monosaccharides et disaccharides) sont plus petits et constitués d'une à deux molécules glucidiques. Le glucose et le fructose sont des exemples de monosaccharides et le lactose un exemple de disaccaride. Les glucides complexes sont appelés polysaccharides et ont, vous l'aurez deviné, plus de deux molécules glucidiques liées entre elles. Le représentant principal des polysaccharides est l'amidon, présent dans les féculents (riz, pâtes, pommes de terre, etc.). Certains polysaccharides sont non assimilables mais jouent néanmoins un rôle primordial dans la digestion : on les désigne sous le terme de « fibres alimentaires ». Sachez enfin que la digestion des sucres consiste à transformer, quand c'est nécessaire, les sucres en glucose, le monosaccharide utilisé par notre corps comme énergie.

Même si on pensait il y a quelques décennies que la taille des molécules était un indice de la rapidité de digestion des sucres (sucres lents versus sucres rapides), cette simple distinction ne permet pas à elle seule de savoir si un sucre sera absorbé rapidement, et donc s'il provoquera un pic de glycémie. C'est ce niveau de glycémie (taux de sucre dans le sang) qui entraînera une sécrétion d'insuline plus ou moins élevée.

Tous les glucides consommés (mis à part les fibres alimentaires) sont donc digérés et transformés en sucres simples, peu importe que vous ayez consommé un morceau de sucre ou un bol de flocons d'avoine. La seule différence est la vitesse de digestion, rapide dans le premier cas et lente dans le second. Une fois cette transformation effectuée, les monosaccharides vont remplir le stock du foie et, une fois que ceci est fait, vont rentrer dans le système sanguin pour alimenter les autres cellules du corps. C'est à ce moment-là que l'insuline est sécrétée pour gérer ces glucides en circulation. Le sucre est stocké dans notre corps sous forme de glycogène, un sucre complexe. Environ 15% des réserves de sucres sont dans le foie[77], qui va l'utiliser pour maintenir un certain taux de sucre dans le sang pendant toute la journée en fonction des besoins. Si le stock est vide (au bout de 12h de jeûne environ), le foie va utiliser les protéines des muscles ou les graisses stockées pour produire à nouveau du sucre. Le reste du stock de glycogène (75%) se trouve dans les muscles, et n'est utilisable que là où il a été stocké et pas ailleurs (alors que le foie gère le taux de sucre sanguin et donc l'apport pour le reste du corps)[77]. Ainsi, en mangeant suffisamment de sucres, on garde un stock musculaire de glycogène important, ce qui permet d'améliorer les performances sportives et de prévenir le catabolisme musculaire[78,79]. Notez enfin que la consommation de sucres ne pose d'une manière générale pas de problèmes, à moins de consommer des sucres simples de manières excessive sans pratiquer aucune activité physique[80–82].

L'index glycémique

Vous l'aurez compris, la consommation de certains sucres aura un effet sur la glycémie de manière plus ou moins rapide. Pour comparer la vitesse à laquelle différents aliments élèvent le taux de glucose dans le sang on utilise l'**index glycémique** ou **IG**. Attention, il ne s'agit pas du taux d'absorption des sucres par l'organisme, mais bien d'un indicateur de **vitesse** d'absorption. Le tableau suivant vous propose quelques exemples d'aliments à l'index glycémique faible à élevé :

Index glycémique de quelques aliments		
IG faible (<55)	IG modéré (56-69)	IG élevé (>70)
Pommes (39)	Bananes mûres (60)	Pain blanc (71)
Lait (30)	Miel (60)	Riz blanc (89)
Tomates (30)	Pain au chocolat (65)	Pommes de terre (82)
Pâtes al dente (40)	Pain complet (65)	Bière (110)

D'une manière générale, si vous recherchez l'IG de divers aliments, vous noterez que la plupart des aliments qui ont un IG élevé sont des aliments très transformés. Ceux-ci sont moins intéressants d'un point de vue de la santé d'une manière générale car plus pauvres en micronutriments et éventuellement bourrés d'additifs. En effet, l'IG n'est pas inscrit sur les emballages alimentaires et il est donc difficile de savoir où se situent les aliments que vous achetez. De manière simplifié, on peut dire que plus un aliment est transformé, broyé ou cuit et plus son IG sera haut. Au contraire, plus un produit est gras ou naturel et plus son IG sera bas. De même, si vos repas sont équilibrés en macronutriments, la digestion des glucides sera ralentie à cause des protéines et des lipides, ce qui va baisser l'IG des aliments qui, consommés isolément, auraient eu un

IG plus élevé. Il est donc préférable d'une manière générale de manger des aliments plus nutritifs et peu transformés, dont la plupart auront un IG modéré à faible. Il ne faut pas pour autant s'interdire tout aliment à IG élevé. Cela ne pose aucun problème tant que l'essentiel de vos glucides ne provient pas de tels aliments.

Mais pour comprendre en quoi la consommation d'aliments à l'IG élevé de manière importante peut être négative, revenons quelques instants à l'insuline. Nous l'avons déjà évoqué, l'insuline est une hormone anabolique secrétée – entre autres – pour transporter le glucose vers les cellules. Une fois ce travail effectué, le niveau d'insuline va baisser jusqu'à arriver à un niveau de « base » jusqu'au prochain repas. Les aliments à IG élevé vont provoquer des pics d'insuline. L'insuline est souvent décriée car les pics et taux élevés d'insuline dans le sang vont stimuler le stockage de gras et inhiber l'utilisation des graisses corporelles comme source d'énergie[83]. Si on caricature les choses, une consommation élevée de sucre implique des taux élevés d'insuline et donc le stockage de graisse. C'est pourquoi une certaine mode présente les régimes pauvres en sucres comme plus sains et plus efficaces pour perdre du poids. Cependant, cette description est simpliste et passe à côté du

> **L'index glycémique (IG) :**
>
> Vitesse à laquelle un aliment riche en sucres élève le taux de glucose dans le sang. La valeur de référence est celle du glucose, fixée à 100. Plus l'IG d'un aliment est élevé et plus il élèvera rapidement le taux de glucose dans le sang.

fait que le plus important (avant tout autre considération) est la **balance énergétique** : si vous consommez moins de calories que vous n'en dépensez, même avec pas mal de glucides, vous n'allez pas prendre du poids mais en perdre. De plus, le stockage des graisses de l'alimentation en graisse corporelle ne dépend pas de l'insuline[84], et donc avoir un niveau d'insuline plutôt bas dû au fait de manger plus de lipides que de glucides ne change pas le fait que les lipides sont aisément stockés par notre organisme. En fait, d'un point de vue de la perte de poids, il n'y aucune différence entre un régime pauvre en lipides et un régime pauvre en glucides, si ce n'est qu'un régime pauvre en glucides est plus difficile d'un point de vue émotionnel[85]. De plus, un régime faible en glucides va augmenter le catabolisme musculaire pendant l'exercice et réduire l'anabolisme musculaire après l'exercice[86]. Avoir un apport en glucides conséquent est également important pour maintenir un profil hormonal propice à la croissance musculaire[87].

L'apport en glucides

En ce qui concerne les calories, 1g de glucides représente **4kcal**, exactement comme les protéines. Les besoins en glucides dépendent évidemment de votre poids, mais également de votre niveau d'activité au quotidien. En tant que source première d'énergie immédiatement disponible, ce sont effectivement les glucides qui vont jouer en grande partie le rôle de variable d'ajustement dans votre alimentation. Pour quelqu'un qui n'est pas du tout actif en revanche, un apport élevé en glucides ne sera pas bénéfique. Mais comme vous le savez, vouloir perdre du gras ou prendre du muscle sans faire aucune activité physique est la recette pour augmenter votre proportion de gras en faisant baisser votre taux de masse musculaire.

Pour faire simple, l'apport en glucides sera calculé en dernier dans votre plan alimentaire. Vous allez donc commencer par calculer vos besoins en calories en fonction de votre objectif (sèche ou prise de masse). Ensuite, vous déterminerez vos besoins en protéines et en lipides. Le reste des calories sera consacré aux glucides. Ainsi, vous ne trouverez pas ici de recommandation en g/kg de poids de corps pour les glucides. Vous pourrez néanmoins directement calculer vos besoins dans la deuxième partie de ce livre (p.107).

c. LES LIPIDES

Les lipides sont des molécules constituées de carbone et d'hydrogène qui sont classées en différentes catégories en fonction de leur taille, de leur saturation en hydrogène et de leurs liaisons carbonées.

Dans l'alimentation, on trouve les lipides sous deux formes principales : les triglycérides et le cholestérol. Les triglycérides constituent l'essentiel des graisses alimentaires et se trouvent sous forme liquide ou solide. Ils servent notamment à construire différentes hormones. Le cholestérol est plus rare dans notre alimentation et se trouve dans les œufs, le beurre, certains poissons, et les abats (sachez qu'une consommation quotidienne d'œufs n'est pas mauvaise pour la santé[88]). Le cholestérol sert également à la fabrication d'hormones, de vitamine D et au bon fonctionnement des membranes cellulaires. Notre foie est capable de fabriquer du cholestérol à partir de notre alimentation et régule cette production en fonction des apports alimentaires.

Pour résumer, on peut dire que les lipides ont 5 fonctions principales :

- Fournir de l'énergie au corps ;
- Aider à la fabrication d'hormones et à leur équilibre ;
- Former les membranes de nos cellules ;
- Aider au transport des vitamines liposolubles (A, D, E, et K) ;
- Fournir des acides gras essentiels au corps (impossibles à fabriquer à partir d'autres sources pour l'organisme).

Une bonne santé dépend donc de la quantité de lipides consommée (il en faut un minimum) et de l'équilibre entre les différents types de lipides ingérés.

Dans le cadre de la nutrition flexible, nous allons parler plus spécifiquement des triglycérides. Ces acides gras se différencient principalement en fonction de leur saturation, c'est-à-dire du nombre d'atomes d'hydrogène associés avec chaque atome de carbone :

Les acides gras saturés : ceux-ci sont plus stables et s'altèrent moins facilement au contact de l'air ou de la chaleur. Ils sont une composante essentielle de nos membranes cellulaires mais ne sont pas « essentiels » car ils peuvent être fabriqués par le corps. Souvent décriés, les acides gras saturés ne sont pas un danger pour la santé quand ils sont consommés de manière raisonnable[89]. Les graisses animales, l'huile de coco ou l'huile de palme sont des sources de graisses saturées ;

- **Les acides gras monoinsaturés** : ceux-ci n'ont qu'un atome de carbone non saturé en hydrogène. Ce sont des oméga-9, qui là encore ne sont pas « essentiels » puisque notre organisme peut les fabriquer à partir d'autres gras non saturés. L'huile d'olive en contient en grande quantité, tout comme les avocats et les noix ;

- **Les acides gras polyinsaturés** : ceux-ci sont sensibles à l'oxydation ainsi qu'à la chaleur. Certains d'entre eux sont essentiels car le corps n'est pas en mesure de les fabriquer : il faut donc absolument en obtenir via l'alimentation. Ces derniers sont bien connus sous les noms d'oméga 3 et 6 (qui se distinguent mutuellement par leur structure moléculaire). Les oméga-6 se trouvent dans la plupart des huiles de graines (tournesol, colza, etc.). Les oméga-3 sont notamment présents dans l'huile de lin et les graisses de poisson.

Sachez que les aliments listés ci-dessus contiennent rarement un seul type d'acides gras, j'ai simplement mis en avant ceux qui contiennent un type d'acide gras de manière prévalente. Afin que vous ayez un peu plus d'éléments sur l'aspect santé des oméga 3, nous allons rapidement approfondir le sujet.

Les oméga 3 et 6

Le ratio oméga-6/oméga-3 a une grande importance sur la santé. Le ratio classique présent dans l'alimentation en occident se situe aux alentours de 16/1, ce qui favorise les maladies inflammatoires, les maladies auto-immunes, les problèmes cardiovasculaires et les cancers[90]. A l'inverse, les oméga-3 réduisent le risque de maladies cardiovasculaires[91], réduisent l'inflammation[92], améliorent l'humeur[93], favorisent la croissance musculaire[94], améliorent le fonctionnement cognitif et la santé du cerveau[95], et accélèrent la perte de gras[96]. De manière générale, un ratio entre oméga 6 et 3 de 3/1 à 1/1 est bien plus sain et bénéfique que le ratio classique de 16/1.

On trouve les oméga-3 sous trois formes : l'acide alpha-linolénique (ALA), l'acide eicosapentaénoïque (EPA) et l'acide docosahexaénoique (DHA). L'ALA peut être converti en EPA et en DHA par notre organisme, mais cette conversion est peu efficace[97]. Les oméga-6 se trouvent principalement sous la forme d'acide linoléique (AL) et arachidonique (AA). L'ALA et l'AL sont absolument essentiels pour notre survie et on ne peut tout bonnement pas s'en passer (alors qu'on peut se passer des graisses saturées et mono-insaturées). Cependant, même une alimentation déséquilibrée fournit le minimum vital en ce qui les concerne. Plus vous consommez d'oméga-6 dans votre alimentation et plus il vous faudra augmenter votre apport en oméga-3. Les oméga-6 sont présents de manière importante dans les huiles végétales, le maïs, le soja, l'avoine et dans les viandes d'élevage. Les aliments riches en oméga-3 utilisables directement par l'organisme sont principalement les poissons gras (saumon, thon, sardine, etc.). Cependant il faut faire attention à ne pas consommer certains poissons gras en trop grande quantité (notamment les gros poissons comme le thon et le saumon, en haut de la chaîne alimentaire) car ils contiennent souvent une quantité importante de métaux lourds comme le mercure. A moins de consommer des petits poissons, il est recommandé d'utiliser des suppléments d'huile de poisson purifiés pour obtenir suffisamment d'oméga-3 sans consommer du poisson quotidiennement. Les végétaliens (vegan) auront du mal à trouver suffisamment d'EPA et de DHA dans leur alimentation pour obtenir un ratio oméga-6/oméga-3 satisfaisant, les légumes et les noix contenant surtout de l'ALA, peut convertible en oméga-3 « utiles ». Cependant des solutions existent avec les huiles d'algues notamment (cherchez « oméga-3 vegan » sur internet et vous trouverez facilement des compléments alimentaires végétaliens).

Ainsi, plus qu'un ratio, visez au moins un minimum d'oméga-3 dans votre alimentation. Un apport supplémentaire dans l'alimentation de 500mg à 1,8g par jour en oméga-3 (EPA+DHA) est conseillé pour obtenir de réels bénéfices de santé[98]. Si cela n'est pas essentiel dans un objectif de transformation corporelle, les bénéfices d'un apport plus important en oméga-3 sont néanmoins nombreux et méritent donc que l'on s'y intéresse.

Les acides gras trans

Les acides gras trans (AGT ou « transfat » en anglais) sont des acides gras insaturés qui se différencient des autres acides gras insaturés synthétisés par notre corps par la position d'au moins une de leur double liaisons de carbone. Ils peuvent être naturels (dans certaines viandes ou produits laitiers) ou issus de transformations artificielles, comme l'hydrogénation des huiles végétales. Ce type de transformation est typiquement utilisé pour faire en sorte que des graisses liquides deviennent solides à température ambiante, ce qui les protège de l'oxydation et facilite leur stockage. On peut aussi produire des acides gras trans en chauffant des huiles végétales à haute température.

Plusieurs études montrent que ce type de graisses peut augmenter le risque de bon nombre de problèmes de santé (troubles cardio-vasculaires[99], maladie d'Alzheimer[100] ou dépression[101]). Ces effets délétères des AGT ne sont néanmoins pas présent pour ceux provenant de sources naturelles[102]. L'ANSES (L'agence nationale de sécurité sanitaire de l'alimentation, de l'environnement et du travail) conseille ainsi de ne pas consommer plus de 2% de ses calories quotidiennes sous forme d'AGT. Ces seuils correspondent généralement au stade à partir desquels les études scientifiques trouvent des effets négatifs sur la santé. Les AGT artificiels se trouvent généralement dans les pizzas, les plats préparés, les biscuits, les gâteaux industriels, les gâteaux apéritifs, etc. Évitez donc les produits comportant des graisses hydrogénées. C'est le seul terme que vous trouverez en France sur les étiquettes (cet affichage n'est pas obligatoire, certains produits peuvent en contenir sans l'indiquer sur la boîte). Je vous conseille donc vivement de limiter la consommation de ces produits, ce qui sera d'ailleurs une bonne chose pour l'organisation pratique de votre régime alimentaire en plus d'être un geste santé.

L'apport en lipides

Pour les lipides, 1g représente **9kcal**, soit plus de deux fois la valeur énergétique d'1g de protéines ou de glucides. En ce qui concerne l'équilibre alimentaire et la santé, sachez qu'une quantité faible de graisses est suffisante pour être en bonne santé. En effet, si vous cherchez à perdre du poids, il est plus intéressant de limiter les graisses plutôt que les sucres car vous perdrez du gras plus vite[103]. Un apport entre 15 et 20% minimum de vos calories quotidiennes doit être consacré aux lipides pour optimiser la transformation corporelle tout en conservant une excellente santé[104]. De plus, étant donné la densité calorique des graisses, vous pourrez manger plus en volume si vous limitez les graisses plutôt que les sucres, ce qui facilitera la conduite de votre régime. Les pourcentages évoqués à l'instant représentent l'apport suivant en termes de quantités :

- **De 0,4 à 0,6g/kg de poids de corps**

Comme toujours, je vous propose une fourchette qu'il faudra éventuellement ajuster en fonction de vos ressentis et de vos préférences alimentaires. Mais ne vous inquiétez pas, je vous fournirai des bases simples de calcul pour partir sur de bonnes bases.

d. LA COMPOSITION DES ALIMENTS

Vous avez maintenant une idée plus précise de ce que sont les protéines, les glucides et les lipides, et de leur intérêt dans une alimentation équilibrée. Dans toute démarche consistant à modifier votre régime alimentaire pour atteindre des objectifs de prise de muscle ou de perte de gras, vous aurez besoin d'évaluer la composition en macronutriments des aliments que vous consommez.

Dans le tableau suivant, vous trouverez des exemples de composition en macronutriments de divers aliments ainsi que leur valeur calorique. Notez bien que les quantités sont indiquées pour 100g. Ces valeurs sont toujours des estimations, et en fonction du type de produit (différentes sortes de pâtes par exemple), de ses particularités (les compositions ne sont pas identiques à la virgule près pour chaque tomate ou chaque pêche), elles peuvent légèrement varier. Néanmoins ce ne sont pas ces microvariations qui vont changer quoi que ce soit à votre régime alimentaire. Aussi, basez-vous sur ce que vous trouvez sur l'étiquette du produit ou sur des tableaux de référence pour estimer la composition calorique de votre alimentation. Nous reviendrons sur l'élaboration d'un plan alimentaire dans la partie « Agir » (p.107), mais vous pouvez d'ores et déjà consulter le site www.les-calories.com pour découvrir la valeur des aliments que vous consommez.

Macronutriments pour 100g d'un aliment

Aliment	Calories	Protéines	Glucides	Lipides
Escalopes de poulet	110	24	0	1,5
Steak haché 5%	145	25	0	5
Saumon	206	20	0	14
Œufs	139	12	0,3	10
Banane	90	1,5	20	0
Pomme	54	0,3	12	0,3
Brocoli	25	3	2,4	0,4
Tomate	21	0,8	4,6	0,3
Carotte	38	0,8	8	0
Riz blanc	349	8	77	1
Riz complet	350	7,5	72	3,3
Pâtes	354	12	72	2
Pommes de terre	80	2	19	0,1
Flocons d'avoine	367	14	67	5
Cookies	480	6,2	64,3	22
Crème glacée au chocolat	253	5	20	17

e. PETIT POINT SUR L'ALCOOL

Si vous avez bien suivi jusqu'à maintenant, vous aurez compris que la seule chose qui vous fera stocker de la graisse, c'est l'excès calorique. Aussi la consommation d'alcool n'est pas synonyme de prise de poids, et on peut très bien en boire lorsqu'on cherche à perdre du poids sans réduire à néant tous ses efforts. L'alcool contient **7kcal** par gramme environ. Cependant non seulement celles-ci sont très peu absorbées par l'organisme, mais en plus le processus de traitement de l'alcool par le corps a des conséquences sur son fonctionnement qui ne vont pas être neutres quand on a pour objectif de transformer son physique, notamment quand on cherche à perdre du gras.

Certaines études montrent que l'ETA (l'effet thermique des aliments)[a] de l'alcool est élevé et représente l'équivalent de 20% de ses calories[105]. Cependant, comme la consommation d'alcool stoppe en grande partie l'oxydation des graisses (le déstockage du gras), on peut partir du principe que cet effet est pour ainsi dire nul quand on boit de l'alcool lors d'un repas[105,106]. Comme le corps considère le sous-produit du traitement de l'alcool par le foie (l'acétate) comme toxique, il va l'utiliser prioritairement comme source d'énergie pour s'en débarrasser. Dans le même temps l'alcool bloque l'oxydation des graisses, l'utilisation des glucides comme énergie ainsi que l'utilisation des protéines comme carburant (dans une moindre mesure)[107]. Du coup, même si l'alcool n'est que très peu transformé en graisses et stocké (moins de 5%)[108], les glucides et les graisses consommés au même moment ont alors plus de chance d'être stockés en graisses, puisqu'ils ne sont plus des sources d'énergie prioritaires. Si vous voulez perdre du poids, vous courrez donc le risque de ralentir votre progression en buvant de l'alcool.

Si vous voulez au contraire prendre du muscle, l'alcool n'est pas nécessairement votre allié non plus. Il fait baisser le niveau de testostérone[109], une des principales hormones favorisant l'anabolisme musculaire. L'amplitude de cette diminution varie néanmoins de quelques pourcents à un quart du niveau de base selon les études considérées et le taux d'alcool ingéré. D'autres études ajoutent à cela une réduction très importante de l'hormone de croissance et l'augmentation du cortisol (une hormone catabolique qui, si elle est élevée sur de longues périodes, peut entraîner la dégradation de la masse musculaire)[110]. Si vous consommez

---

[a] Voir la définition de l'effet thermique des aliments p.39.

quelques verres de bière ou de vin dans la semaine, l'effet sera néanmoins très probablement négligeable voire nul. Si vous passez par contre chaque week-end à vous saouler en soirée, ce sera sans doute dommageable pour vos objectifs (et votre santé).

Par ailleurs, l'alcool peut avoir un effet de stimulation de l'appétit à court terme[111], c'est-à-dire pendant le repas. Cependant une consommation modérée d'alcool régulière est associée à un poids de corps plus faible[112]. D'ailleurs, des recherches épidémiologiques montrent que les calories de l'alcool n'aboutissent pas à la prise de poids qui aurait lieu si ces calories provenaient de protéines, de glucides ou de lipides[113]. Cela peut s'expliquer en partie par le fait que la consommation régulière et raisonnable d'alcool réduirait l'appétit[114], ou encore que cela impliquerait d'autres motivations que la consommation ponctuelle (plus festive) ou excessive d'alcool. Mais ces effets « coupe-faim » ne sont pas du tout bénéfiques pour un objectif de transformation corporelle, sans parler des effets néfastes d'une consommation régulière d'alcool sur votre organisme.

Évidemment, si l'alcool ne rend pas gros en tant que tel, tout ce qu'on mange en même temps que l'alcool étant souvent gras et calorique (par exemple pendant un apéritif), cela risque donc de faire pencher la balance énergétique vers l'équilibre ou l'excès en fin de journée, ce qui n'est pas conciliable avec une perte de poids. Ajoutez à cela les effets délétères de l'alcool sur l'oxydation des graisses et vous obtenez un résultat peu compatible avec la perte de graisse. De plus, les boissons alcoolisées ne contiennent pas forcément que de l'alcool, mais aussi bien souvent des glucides, surtout quand il s'agit de cocktails.

Donc, même si les calories de l'alcool ne sont pas à prendre en considération de manière aussi littérale que celles des macronutriments, leurs effets sont tels qu'il est plus simple de les intégrer dans votre plan alimentaire et de faire comme si elles représentaient de facto 7kcal par gramme. Je vous invite à consulter le tableau suivant pour avoir une idée générale des calories contenues dans différentes boissons alcoolisées.

Macronutriments pour 100ml d'une boisson					
Boisson	Calories	Protéines	Glucides	Lipides	Alcool
Bière	40	0,5	3,3	0	3,5
Vin blanc	68	0,1	0,8	0	9,2
Vin rouge	65	0	0	0	9,3
Champagne	60	0	8,6	0	3,66
Whisky	234	0	0,09	0	33,4
Mojito	96	0,06	11,08	0,02	7,32

En résumé, boire modérément de l'alcool n'est pas un problème en soi, mais peut ralentir votre progression. La consommation d'aliments en même temps que l'alcool peut être contre-productive si vous mangez gras (vous pouvez aussi perdre de vue votre objectif en étant légèrement désinhibé(e) par l'alcool). C'est donc un élément à surveiller pour atteindre vos objectifs.

III.   Les micronutriments

Pour terminer notre tour d'horizon des composantes de l'alimentation, il nous faut aborder le cas des micronutriments. On parle de micronutriments car notre organisme n'a besoin de ces substances qu'en quantités infinitésimales. Ce terme regroupe l'ensemble des minéraux et des vitamines dont nous avons besoin pour être en bonne santé.

Pour couvrir tous les besoins en micronutriments, la première règle est de manger suffisamment de légumes et de fruits. En inclure une quantité importante dans votre plan alimentaire de manière systématique devrait vous permettre de couvrir la plupart de vos besoins. Bien sûr, avec une pratique sportive soutenue, la consommation de certains micronutriments sous forme de compléments alimentaires peut être intéressante, mais c'est n'est pas l'objet de ce livre et je ne détaillerai donc pas ces besoins spécifiques. De nombreux livres spécialisés existent sur le sujet, et je vous invite donc à compléter vos connaissances si cela vous intéresse. Sachez quoi qu'il en soit que pour être en meilleure santé, votre régime alimentaire devra nécessairement intégrer une part importante de fruits et de légumes variés.

Prenons néanmoins un peu de temps pour un rapide tour d'horizon des micronutriments. Notre organisme a besoin d'une grande variété de vitamines et de minéraux pour effectuer un ensemble de processus chimiques et physiologiques nécessaires à sa survie et à sa santé.

Les vitamines sont les substances organiques dont notre corps a besoin en faibles quantités et qu'il ne peut synthétiser en quantité suffisante. On obtient donc celles-ci grâce à des sources extérieures. Les minéraux sont des substances qui, contrairement aux vitamines, ne contiennent pas de carbone et se forment naturellement dans l'environnement. Ces minéraux sont nécessaires pour certains processus physiologiques et servent à la construction osseuse, la production d'hormones ou la régulation du rythme cardiaque. Les minéraux dont le corps à besoin sont par exemple le calcium, le magnésium, le phosphore, le potassium, le sodium, le chlorure et le souffre. Ces derniers sont nécessaires en quantités importantes, contrairement au fer, manganèse, cuivre, iode, zinc, cobalt, fluorure et sélénium nécessaires en quantité plus limitées.

Pour les vitamines et minéraux nécessaires en « grandes » quantités, on mesure les apports en milligrammes. Ceux qui sont nécessaires dans des proportions moins importantes sont mesurés en microgrammes (mcg ; 1/1000e de milligramme). Enfin, certaines vitamines sont mesurées en UI (unités internationales). Cette mesure varie en fonction de la substance concernée et est donc spécifique à chaque micronutriment considéré. Je vous propose une présentation rapide des vitamines et minéraux importants dans nos processus physiologiques dans les prochaines pages.

a. LES VITAMINES

Les vitamines sont donc des substances organiques qui sont

essentielles à notre bon fonctionnement. Comme notre corps ne peut pas les synthétiser (ou pas assez rapidement pour couvrir nos besoins quotidiens), nous devons les obtenir grâce à l'alimentation. Elles sont présentes naturellement dans les aliments, sont essentielles à notre fonctionnement physiologique (croissance, reproduction, défenses immunitaires, etc.) et peuvent créer des problèmes spécifiques en cas de carence. Les vitamines sont impliquées dans une grande variété de processus physiologiques, le plus important consistant à permettre ou à favoriser le travail des enzymes (on parle aussi de coenszymes pour les vitamines).

On en dénombre 13, réparties en deux groupes : les vitamines hydrosolubles (solubles dans l'eau) et les vitamines liposolubles (solubles dans les graisses). Les vitamines B1, B2, B3, B5, B6, B8, B9, B12 et C font partie de la première catégorie. Les vitamines A, D, E et K font partie de la seconde catégorie. Le fait qu'une vitamine soit hydrosoluble la rend plus difficile à stocker sur un temps long. A l'inverse, comme leur évacuation se fait par voie urinaire, cela limite fortement le risque de surdosage.

Les vitamines entrent en jeu dans le métabolisme énergétique, le fonctionnement musculaire et cérébral et la santé d'une manière générale. Il est donc important d'avoir un apport vitaminique adapté à ses besoins, en sachant que des excès peuvent s'avérer tout aussi néfastes que des carences. Sachez enfin que les recommandations officielles sont souvent insuffisantes, notamment quand on pratique une activité sportive. Néanmoins, si votre alimentation est variée, équilibrée, et composée de beaucoup d'aliments peu transformés, vous devriez pouvoir couvrir vos besoins en vitamines (mais ce n'est pas toujours le cas étant donné la baisse de la quantité de micronutriments contenue dans les fruits et légumes au cours des dernières décennies).

Voici une rapide présentation du rôle de quelques vitamines :

- **La vitamine A** est importante pour la vision, le système immunitaire, et le fonctionnement normal des organes. La vitamine A a également un rôle protecteur dans le processus de vieillissement.

- **La vitamine B1** joue notamment un rôle dans la transmission des messages nerveux et dans la contraction musculaire. Elle aide à métaboliser les glucides et les acides aminés.

- **La vitamine B2** participe à la santé cérébrale et nerveuse et joue un rôle dans la santé des cheveux, de la peau, des muscles et des yeux.

- **La vitamine B3** est essentielle pour la conversion d'aliments en énergie. Cette vitamine participe à la santé de la peau et des yeux et joue un rôle au niveau du foie et du système nerveux.

- **La vitamine B5** est utile dans l'assimilation des nutriments, le développement du système nerveux et la synthèse de certaines hormones.

- **La vitamine B6** est impliquée dans plus de 100 processus biologiques dans le corps, la plupart étant liés à l'assimilation des nutriments et à la production hormonale. Elle sert également à maintenir l'équilibre entre sodium et potassium.

- **La vitamine B12** joue un rôle dans la santé du système nerveux, la synthèse de l'ADN et l'assimilation des nutriments. On peut stocker l'équivalent d'un an de besoins en vitamine B12. Néanmoins il est préférable d'en consommer régulièrement. Cette vitamine est issue de la fermentation bactérienne, ce qui explique son absence dans de nombreux végétaux. Dans certains cas, les végétaliens ou véganes peuvent en manquer (mais la carence ne se manifeste pas immédiatement, étant donné les quantités stockées). Cette vitamine participe à la synthèse des protéines.

- **La vitamine C** est un antioxydant qui aide au maintien des tissus, dents et gencives et au système immunitaire. Elle intervient dans la fabrication du collagène, nécessaire à la peau, aux os, aux artères, aux tendons et ligaments. Il est inutile de supplémenter l'alimentation en vitamine C lorsque l'on mange suffisamment de légumes et de fruits frais.

- **La vitamine D** joue un rôle central dans le système immunitaire, le fonctionnement du système nerveux, la force musculaire et la densité osseuse. Les carences en vitamines D sont importantes dans nos sociétés occidentales, notamment en hiver. Elle est en effet synthétisée par notre organisme lorsque l'on s'expose au soleil (en réaction aux rayons UVB). Avec les emplois de bureau de plus en plus nombreux et l'exposition réduite au soleil, les carences sont extrêmement fréquentes. De plus, la longueur d'onde des rayons du soleil a également son importance dans la capacité de notre corps à fabriquer de la vitamine D. Sous nos latitudes, en hiver, les conditions ne sont pas réunies pour que nous puissions fabriquer cette vitamine, même en nous exposant au soleil. On peut néanmoins en trouver dans l'alimentation via les graisses animales, notamment les poissons gras. Sachez que les recommandations officielles (400UI) sont très en dessous des besoins réels, notamment si vous pratiquez une activité physique. Il peut donc être intéressant de prendre un supplément en vitamine D, les chercheurs conseillant un apport quotidien de 1000 UI par tranche de 15kg. Cela représente par exemple 4000 UI pour une personne pesant 60 kg et 6000 UI pour une personne de 90kg[115].

- **La vitamine E** est un antioxydant qui protège des dégâts cellulaires. Cette vitamine participe à protéger le corps des sous-produits néfastes issus du processus d'oxydation des graisses.

- **La vitamine K** est essentielle pour la réparation et le développement osseux ainsi que dans le processus de coagulation. Elle participe également à la conversion du glucose en glycogène pour le stockage énergétique. La vitamine K est une vitamine incontournable dans le processus de coagulation du sang. Son action est liée à la vitamine D dans le métabolisme du calcium.

b. LES MINÉRAUX

Comme les vitamines, les minéraux sont nécessaires au fonctionnement de l'organisme. Ils sont pour la plupart d'entre eux apportés par l'alimentation. On peut les séparer en macrominéraux, à consommer en quantités « importantes » (plus de 100mg/jour) et microminéraux, nécessaires en quantités moindres (moins de 15mg/jour).

Je vous propose ici aussi un rapide aperçu du rôle de différents minéraux :

- **Le calcium** est impliqué dans le développement des os et des dents, mais aussi dans la fonction musculaire, la communication nerveuse, la production d'hormones et la pression sanguine. Le calcium est un minéral important pour notre organisme, mais il n'y a quasiment aucune chance d'avoir une quelconque carence en calcium dans nos sociétés, et d'autant plus en France.

- **Le cuivre** est en lien avec les globules rouges et les fonctions immunitaires.

- **Le fer** joue un rôle important puisqu'il contribue au transport de l'oxygène. Avec une alimentation équilibrée, il est rare d'être carencé en fer. Dans certains cas bien précis, la carence en fer peut survenir chez les femmes à cause des pertes de sang occasionnées par les règles.

- **L'iode** est nécessaire à la création d'hormones thyroïdiennes, qui contrôlent la température du corps, le métabolisme, la fonction musculaire et la croissance d'une manière générale.

- **Le magnésium** est impliqué, avec le calcium, dans plusieurs centaines de processus biologiques (contraction musculaire, synthèse des protéines, pression sanguine, construction osseuse, etc.). Le magnésium intervient dans de nombreuses réactions chimiques et son déficit n'est pas rare dans l'alimentation contemporaine. Cela peut provoquer des crampes et de la fatigue notamment.

- **Le phosphore** participe à la construction osseuse, protège l'ADN et participe au transport des nutriments. Le phosphore est une composante de l'ATP, la molécule énergétique intracellulaire.

- **Le potassium** participe à la communication neuromusculaire et aide les nutriments et les déchets cellulaires à passer à travers la membrane des cellules. Le potassium est lié au sodium, puisqu'un équilibre entre ces deux minéraux est garant du bon fonctionnement des cellules. C'est souvent l'excès de sodium qui déséquilibre le ratio sodium/potassium. La supplémentation en potassium est cependant à régler finement car un excès peut être dangereux pour la santé. Un manque de potassium dû à la transpiration excessive peut provoquer des crampes.

- **Le sélénium** est un minéral impliqué dans la synthèse d'hormones thyroïdiennes et la synthèse de l'ADN.

- **Le sodium** sert à maintenir l'équilibre du liquide cellulaire et joue un rôle dans la communication nerveuse, la contraction musculaire, la digestion, et la régulation de la pression sanguine, entre autres. Le sodium sert à retenir l'eau dans l'organisme.

- **Le zinc** joue un rôle central dans la régulation du système immunitaire. Chez les sportifs, le zinc peut être déficitaire à cause de l'augmentation des besoins liés à l'activité physique importante.

C. CE QU'IL FAUT RETENIR

Les vitamines et minéraux jouent donc un rôle dans de nombreuses fonctions physiologiques et ne peuvent être fabriqués par l'organisme, à l'exception de la vitamine D. Pour optimiser sa santé, la prise de masse musculaire ou la perte de graisse, il est alors important de veiller à avoir des apports suffisants en micronutriments. Avec une alimentation variée, vous devriez pouvoir couvrir vos besoins en vitamines, à l'exception peut-être de la vitamine D en hiver (si vous faites du sport et travaillez en intérieur). Quoi qu'il en soit vous ne devriez pas avoir de carences, mais seulement un niveau sous-optimal pour cette vitamine. Néanmoins, ne vous alarmez pas : avec une alimentation équilibrée basée sur des aliments peu transformés et contenant une large variété de fruits et de légumes, vous devriez couvrir à peu près tous vos besoins. Si vous voulez en savoir plus sur le sujet, de nombreux livres et sites spécialisés vous exposeront tout ce qu'il y a à savoir sur les vitamines et les minéraux. Ce n'est pas l'objet de ce livre : l'idée était simplement ici de souligner l'importance de ces micronutriments et du rôle qu'ils peuvent jouer. Si vous ne souffrez pas de symptômes particuliers, vous pouvez laisser cet aspect de côté.

Les carences au moins partielles en vitamines et minéraux sont néanmoins assez courantes quand l'alimentation n'est pas suffisamment variée, ou chez des populations spécifiques comme les personnes âgées ou les sportifs. Beaucoup de sportifs manquent en effet de certains micronutriments pour avoir une santé et des performances optimales. Notez également qu'il est important de consommer suffisamment de lipides pour pouvoir transporter et éventuellement stocker les vitamines liposolubles.

Si vous voulez prendre des suppléments, je vous conseille de vérifier vos niveaux sanguins en vitamines avant d'y avoir recours. Je ne saurais alors que trop vous conseiller d'éviter les multivitamines souvent mal dosés. Concentrez-vous plutôt sur les micronutriments pour lesquels vous avez du mal à atteindre des apports suffisants malgré une alimentation équilibrée et consommez des compléments apportant un micronutriment à la fois. Enfin, consommez des compléments contenant des vitamines extraites d'aliments plutôt que des vitamines de synthèse, souvent moins efficaces. Bien sûr, si vous souffrez de maladies ou de pathologies particulières, n'oubliez pas de consulter votre médecin avant d'entreprendre toute supplémentation en vitamines ou en minéraux.

IV.   En résumé

Dans ce chapitre nous avons abordé trois éléments essentiels de la nutrition, à savoir les calories, les macronutriments et les micronutriments. J'insiste encore une fois sur l'importance de l'équilibre énergétique dans tout projet de transformation corporelle : si on mange plus que ce dont on a besoin, on prend du poids et si on mange moins que ce dont on a besoin, on en perd. Pour estimer sa dépense énergétique journalière ou DEJ, nous avons vu que plusieurs éléments sont à prendre en compte, dont le métabolisme de base.

Nous avons ensuite fait le tour des macronutriments et de leur utilité respective, que ce soit du point de vue de la santé ou de la pratique sportive. Pour compléter le propos développé dans les précédentes pages, sachez que les protéines, glucides et lipides nécessitent une certaine quantité d'énergie pour être digérés ainsi que pour être transformés en graisse. Pour simplifier, il faut l'équivalent de 0 à 3% de l'énergie des lipides consommés pour les digérer, contre 5 à 10% pour les glucides et 20 à 30% pour les protéines[66]. Enfin, lorsqu'on consomme des lipides en excès par rapport à ses besoins, 90 à 95% d'entre eux sont stockés en graisse corporelle, contrairement aux glucides stockés seulement à hauteur de 75 à 85%[116]. L'excès de protéines, quand à lui, se traduit uniquement par une prise de masse maigre, et n'est pas stocké sous forme de graisse[117]. Ces éléments ont leur importance lorsqu'on ajuste l'équilibre entre les différents macronutriments dans un plan alimentaire.

Enfin, je vous ai proposé un aperçu rapide de divers micronutriments. Même s'ils sont essentiels dans l'alimentation, il est inutile de rentrer en détail dans le sujet si les repas consommés sont variés et composés pour l'essentiel d'aliments peu ou pas transformés. En ce qui concerne la transformation corporelle, commencez donc par vous concentrer sur les macronutriments en ayant une alimentation équilibrée qui respecte vos objectifs tout en étant suffisamment variée pour couvrir la plupart de vos besoins en micronutriments. Ce n'est que dans un deuxième temps que vous pourrez vous concentrer sur d'éventuelles « carences » en vitamines et minéraux.

Chapitre 3.
LES DIFFERENTS REGIMES ALIMENTAIRES

Difficile de s'y retrouver aujourd'hui dans tous les régimes qui fleurissent en permanence sur Internet. Entre les promesses des régimes « naturels », très dogmatiques, celles de nouveaux « hacks » qui permettraient soi-disant de prendre un raccourci vers des résultats incroyables, ou encore la focalisation sur telle ou telle catégorie d'aliments aux propriétés presque magiques, on ne sait plus à quel saint se vouer. Si hier on diabolisait les graisses, aujourd'hui c'est au tour des glucides, quand on n'avance pas carrément que les protéines sont peu importantes voire dangereuses ou superflues au-delà de quantités minimes. Première règle à respecter : quand un régime alimentaire diabolise toute une catégorie d'aliments ou un macronutriment particulier, on est probablement en face d'un dogme qui tient plus de la croyance ou de données scientifiques partielles, mal digérées ou mal comprises. Évidemment, aucun spécialiste censé de la nutrition ne vous conseillera de vous gaver de fast-food et de produits transformés à outrance. Non pas parce qu'ils sont « mauvais » pour l'organisme dès la première bouchée, mais parce qu'ils sont très pauvres en micronutriments et souvent saturés en graisses et en sucres, vous apportant beaucoup de calories avec peu de satiété et peu de vitamines et minéraux. Par ailleurs, on pourrait rentrer dans d'autres considérations qui n'ont plus grand-chose à voir avec la nutrition lorsqu'il s'agit de ces produits, comme l'aspect éthique ou écologique. Si ces préoccupations sont tout à fait respectables, elles n'ont rien à voir avec la nutrition.

En bref, quel que soit le régime alimentaire considéré, un dogme ou une règle binaire et jusqu'au-boutiste sera toujours mauvais signe. Cela étant dit, tout excès d'un aliment ou d'un macronutriment est évidemment néfaste pour l'organisme. Si on boit un litre d'huile d'olive par jour, cela n'est pas très sain ; si on consomme 600g de protéines ou un demi-litre de sirop d'érable au quotidien, on risque d'avoir de légers problèmes. Consommer plusieurs litres de soda chaque jour au lieu de l'eau n'est de même pas une bonne idée. En se basant sur ces excès, on pourrait décréter que les lipides, les protéines ou les glucides sont mauvais et à limiter. Mais, comme souvent dans la vie, l'équilibre est le meilleur garant de la santé et du bien-être, et si on reste dans des comportements modérés et rationnels, il n'y a rien à craindre.

Ainsi donc, certains régimes sont déséquilibrés, ou légèrement excessifs concernant tel aliment ou tel aspect de la nutrition. Sont-ils pour autant tous à jeter ? Comme nous allons le voir, il y a souvent des aspects utiles dans les régimes populaires, mais le trait est généralement un peu forcé et tourné en argument marketing. D'autre part, certaines approches peuvent être pertinentes pour certaines populations, objectifs ou modes de vie bien précis qui diffèrent des ambitions de la plupart des gens en termes de perte ou de prise de poids et de composition corporelle. Nous allons tout d'abord analyser quelques régimes alimentaires populaires pour en tirer les aspects positifs et les limites. Nous nous pencherons ensuite sur le rythme des repas dans la journée pour enfin terminer par les aliments que l'on met dans l'assiette. Cela nous permettra enfin de dresser les grandes lignes d'un régime alimentaire et d'une nutrition flexible et adaptable au chapitre 4.

I. Les régimes populaires

Intéressons-nous pour commencer aux régimes alimentaires populaires à l'heure actuelle, que ce soit pour perdre du poids ou prendre du muscle. Si certains sont plus ou moins passés de mode, d'autres résistent à l'épreuve du temps. Enfin, depuis quelques années, on voit émerger de nombreuses approches plus ou moins basées sur des arguments scientifiques. Je vous propose dans les pages suivantes un rapide tour d'horizon pour voir ce qui est pertinent ou au contraire contre-productif dans ces différentes approches.

a. LE RÉGIME PALÉO

Qu'est-ce que c'est ?

Le régime paléo fait référence à l'alimentation de l'homme du paléolithique, la période où l'humanité ne produisait pas encore sa nourriture à travers l'agriculture et l'élevage. L'idée de cette approche est de manger ce que mangeaient les chasseurs-cueilleurs, c'est-à-dire du poisson, de la viande d'animaux nourris à l'herbe, des œufs, des fruits, des racines, des champignons et des fruits à coque. Les aliments interdits sont les légumineuses (lentilles, haricots, fèves, soja, etc.) et les céréales. Cela nous donne une alimentation plutôt haute en protéines et en graisses, et pauvres en glucides[118]. L'idée derrière ce régime est que cette alimentation est plus saine puisque naturelle.

Le régime paléo s'appuie sur deux idées principales :

- Nous sommes génétiquement prédisposés pour manger certains types d'aliments ;
- Pour rester en bonne santé nous devons manger comme nos ancêtres.

L'interdiction des céréales est cependant basée sur des données incomplètes, puisque plusieurs études montrent que l'homme consommait déjà des céréales au paléolithique[119–121]. Donc, même si l'idée d'une alimentation « originelle » et « naturelle » semble séduisante sur le papier, les faits sont loin d'être en accord avec cette vision fantasmée de nos ancêtres. Mais après tout, peu importe la mythologie du régime paléo : voyons tous simplement si ce régime a oui ou non un intérêt.

L'intérêt du régime

Le premier point positif est le fait que ce régime est riche en protéines, ce qui est plutôt une bonne chose[122], comme nous l'avons déjà souligné. Ce type d'alimentation évite évidemment les produits industriels très transformés, pauvres en micronutriments et exclut ainsi les sucres ajoutés. Les viandes conseillées sont plutôt faibles en graisses, ce qui est un autre point positif. La consommation conséquente de légumes et de fruits du régime paléo est également un plus pour la santé. Donc dans l'ensemble c'est un régime sain comparativement à l'alimentation occidentale moyenne[123] (qui n'est pas très saine).

Les limites

Un des problèmes de cette alimentation est qu'elle se veut supérieure à toutes les autres et représenterait la seule manière de manger sainement. Cependant, quand on compare ce régime au régime méditerranéen ou à celui d'Okinawa, ils sont assez différents. Pourtant les populations adoptant ces types d'alimentation font partie de celles qui vivent le plus longtemps au monde[124]. En réalité, si certains principes sont importants dans l'alimentation (beaucoup de fruits et de légumes, peu de produits transformés), l'alimentation à elle seule n'est pas une garantie de vie longue en bonne santé. De plus, il n'existait pas un seul et unique régime alimentaire consommé sur toute la planète au paléolithique. Celui-ci variait en effet grandement d'un endroit à l'autre, que ce soit en termes de contenu ou de macronutriments. Il faudrait donc décliner cette manière de manger en fonction du lieu d'habitation. Il ne faut pas non plus oublier que la plupart des fruits et des légumes que nous consommons aujourd'hui n'ont plus grand-chose à voir avec ceux que consommaient nos ancêtres.

Un deuxième problème est que le régime paléo *interdit* purement et simplement certains aliments. Les produits laitiers ne sont par exemple pas à condamner dans leur ensemble. Lorsqu'ils sont de qualité, ils sont une bonne source de protéines et de micronutriments (sauf si bien sûr, vous êtes intolérants au lactose). De plus, beaucoup de populations ont développé une mutation qui garde actif le gène qui permet la digestion du lactose à l'âge adulte[125]. Les produits laitiers ne sont bien sûr pas incontournables ou nécessaires, mais les bannir sous prétexte que nos ancêtres n'en consommaient pas est une autre histoire. De même, les céréales ne sont pas nécessairement mauvaises pour l'organisme[126–130]. C'est plutôt le degré de transformation industriel des céréales, et leur consommation en excès qui peut éventuellement créer des soucis de digestion chez une minorité d'individus, sensibles au gluten. Les personnes réellement intolérantes au gluten sont en réalité assez rares[131,132]. En ce qui concerne les légumineuses, également « bannies » du régime paléo, leur cuisson permet de dépasser les problématiques digestives liées à leur consommation crue (si toutefois il vous prenait l'envie de manger des lentilles sans les cuire !). Ainsi, il n'y a rien à redire sur les aliments autorisés, très sains. Mais les aliments exclus ne le sont pas sur une base crédible et scientifique. Nous avons effectivement évolué génétiquement depuis le paléolithique, et c'est également le cas de la flore bactérienne qui vit dans notre système digestif. De plus, certains de nos ancêtres consommaient déjà des céréales[120] et des légumineuses[120]...

Enfin, si vous faites beaucoup de sport, limiter trop fortement les glucides risque de rendre vos séances plus difficiles, et cela n'est certainement pas idéal pour la construction musculaire.

En bref

En conclusion, ce mode d'alimentation est tout à fait sain et vous fera probablement du bien par rapport à une alimentation occidentale « classique ». Cependant, l'aspect rigide de ce régime peut être psychologiquement éprouvant. De même, les proportions de macronutriments conseillées peuvent être contre-productives ou ralentir les progrès de certains. Mais si vous préférez manger de cette façon, il n'y a aucun problème et aucune contre-indication. Le régime paléo n'est donc pas du tout mauvais pour la santé, malgré les interdits arbitraires qu'il impose (basés de plus sur des données discutables d'un point de vue scientifique). Vous avez en tout cas désormais plus d'informations pour juger de la pertinence du régime paléo dans votre cas particulier.

b. DIÈTE CÉTOGÈNE ET RÉGIMES PAUVRES EN GLUCIDES

Qu'est-ce que c'est ?

Il y a quelques années, les graisses étaient diabolisées. Aujourd'hui, certains pointent les glucides du doigt, comme cause de tous nos maux, de la prise de poids aux problèmes de santé plus systémiques. Dans le régime cétogène il s'agit donc de limiter l'apport quotidien en glucides et d'obtenir ses calories dans l'immense majorité sous forme de protéines et de lipides. Les régimes faibles en glucides limitent leur proportion à 10% des calories quotidiennes. Les diètes cétogènes vont plus loin en plafonnant l'apport en glucides à 50g par jour. Cela force donc à exclure les aliments avec une haute teneur en glucides comme les fruits, les céréales, les pommes de terre, etc. En consommant des légumes, cette valeur est en effet très vite atteinte. L'objectif d'une diète cétogène est donc de réduire les glucides en les remplaçant par des protéines et des graisses, afin que l'organisme passe en état de cétose, état où les graisses vont servir de carburant principal.

L'intérêt du régime

Ce régime présente un intérêt dans des cas bien précis. Par exemple, pour les bodybuilders préparant un concours ou une séance photo, il permet – sur une durée limitée – de réduire l'eau sous-cutanée et donc d'avoir un physique plus découpé[133]. Une personne qui ne pratique absolument aucune activité physique n'a quant à elle pas besoin d'énormément de sucres et peut donc très bien avoir un régime faible en glucides sans aucun souci. Par ailleurs, pour ceux qui ont des problèmes de réponse insulinique, manger trop de sucres peut parfois réduire la perte de graisses lors d'un régime ayant pour objectif une perte de poids (mais c'est très variable d'un individu à l'autre). Évidemment, ce type de régime pauvre en glucides est recommandé pour les diabétiques (les diabétiques de type 2 peuvent notamment bénéficier de ce type d'approche pour aider leurs processus métaboliques à revenir à la normale).

Les limites

Si vous êtes un tant soit peu actif(ve) (un minimum d'activité physique étant indispensable pour la prise de muscle et la perte de graisse), vous aurez besoin de glucides pour vous alimenter en énergie lors de vos séances. A moins d'être en grand surpoids et complètement sédentaire, un régime très pauvre en glucides est donc généralement plutôt contre-productif.

Les défenseurs de ce régime alimentaire citent souvent plusieurs études qui semblent montrer l'intérêt de cette approche pour la perte de poids par rapport à des régimes pauvres en graisses[134-136]. Le seul problème de ces études est que l'apport en protéines n'est jamais équivalent pour les deux groupes (celui avec peu de glucides et celui avec peu de lipides). En effet, les régimes pauvres en sucres proposés dans ces études contiennent systématiquement plus de protéines que ceux pauvres en graisses. Quand l'apport en protéines est équivalent, la perte de masse grasse devient immédiatement similaire entre un régime pauvre en sucres et un régime pauvre en graisses[137-139], et retire donc le seul avantage dont semblait pouvoir se targuer ce type d'approche... L'important pour perdre du gras est donc, comme je l'ai déjà souligné, d'être en déficit calorique tout en gardant un apport protéique élevé.

Un autre point important est qu'un régime pauvre en glucides provoquera plus de fringales lors d'une perte de poids, les graisses n'ayant pas d'impact significatif sur la satiété[140], contrairement aux glucides[141]. De plus, manger peu de sucres augmente la fatigue et l'effort perçu durant l'exercice[142], ce qui peut réduire la motivation à réaliser des activités physiques. Les performances sportives seront de toute manière impactées par la baisse des stocks de glycogène dans les muscles, inévitable dans un régime pauvre en sucres[143]. Enfin, même en prise de masse, il est peu conseillé d'adopter un régime pauvre en glucides. Cela limite la construction musculaire, entraîne une baisse de force et augmente le catabolisme musculaire lié à l'exercice[78,144]. Il est donc préférable pour la performance sportive de consommer plus de glucides[145] tout en maintenant un apport en protéines élevé pour conserver ou développer la masse musculaire.

En bref

D'une manière générale, il y a plus d'inconvénients que d'avantages à restreindre ses apports en sucres de cette manière. Néanmoins, certaines personnes peuvent avoir une mauvaise sensibilité à l'insuline. Pour savoir si c'est votre cas, regardez si vous vous sentez plutôt fatigué(e), peu concentré(e) voire ballonné(e) après un repas haut en glucides. Au contraire, si vous vous sentez plutôt plein d'énergie, alerte et repu(e), cela signifie que vous n'avez pas de « résistance » particulière à l'insuline. Malgré les éléments scientifiques présentés précédemment, certaines personnes réagissent donc mieux à un régime pauvre en glucides et riche en lipides[146–148], sans pour autant nécessiter de baisser les glucides quotidiens au point de rentrer en cétose.

C. RÉGIME ATKINS

Qu'est-ce que c'est ?

Développé dans les années 70, le régime du Dr. Robert Atkins, médecin et cardiologue, est toujours très populaire aujourd'hui. Ce régime limite fortement les glucides. Il comporte donc tous les avantages et les inconvénients de ce type d'approche (voir le point précédent). Le régime Atkins est structuré en quatre phases distinctes :

- **La phase 1** : ici, l'apport en protéines est élevé et les glucides limités en moyenne à 20g par jour. Cette phase dure environ deux semaines et permet de passer en cétose. On peut la prolonger jusqu'à trois semaines en fonction du poids à perdre.

- **La phase 2** : il s'agit ici de rééquilibrer les macronutriments en augmentant progressivement l'apport en glucides. L'idée est de rester dans cette phase jusqu'à atteindre un poids se situant à peu près à 5kg de l'objectif visé.

- **La phase 3** : on continue à augmenter l'apport en sucres progressivement et la variété des aliments autorisés devient plus importante. On cherche ici à tester l'effet de certains aliments sur les variations pondérales et les comportements alimentaires, tout en perdant les derniers kilos superflus pour au final conserver la perte de poids acquise.

- **La phase 4** : cette dernière phase est à maintenir tout au long de la vie. On continue à manger les aliments qui permettent de maintenir le poids « idéal ».

Le régime Atkins commence donc par une diète cétogène pour revenir à une alimentation plus variée et classique tout en étant très rigoureusement structuré.

L'intérêt du régime

Ce régime, de par la restriction calorique qu'il implique, permet de perdre du poids. Il a l'avantage d'être très structuré et donc de ne rien laisser au hasard : il suffit d'appliquer les recommandations sans se poser de questions. L'apport élevé en protéines prescrit présente aussi de nombreux avantages, déjà évoqués dans ce livre.

Les limites

En interdisant des aliments et en structurant de manière très importante les choses, ce régime peut être extrêmement difficile à appliquer pour certains, entraînant des effets yo-yo et des démotivations. Cela ne veut pas dire que le régime ne permet pas de perdre du poids, mais qu'il n'est pas pour tout le monde. En ajoutant à cela les désagréments d'un régime pauvre en glucides, cela fait beaucoup d'inconvénients qui vont rendre la perte de poids inutilement éprouvante. Si votre objectif est de prendre du muscle, vous pouvez passer votre chemin car ce n'est clairement pas le but de ce régime. Enfin, les limites de tout régime pauvre en glucides sont présentes ici aussi.

En bref

Comme tout régime hypocalorique, le régime Atkins permet de perdre du poids. Il n'est pas pour autant plus efficace qu'un autre[137]. Il paraît donc inutile de s'encombrer de règles et de contraintes importantes si on peut atteindre une perte de poids de manière plus simple, sereine et facile. En ce qui concerne la prise de masse, ce n'est tout simplement pas le but de la manœuvre, et on oubliera donc définitivement cette approche dans ce cas de figure.

d. Regime Dukan

Qu'est-ce que c'est ?

Le régime Dukan met l'accent sur les protéines au détriment des autres macronutriments et notamment des lipides. Cependant les glucides seront également réduits fortement. Ici aussi, l'objectif est uniquement la perte de poids (il n'est pas développé dans la perspective d'une prise de masse musculaire). Comme le régime Atkins, il se découpe en quatre phases :

- **La phase d'attaque** : d'une durée pouvant aller jusqu'à 10 jours, cette phase consiste à s'alimenter quasi exclusivement de protéines. De surcroît, on se limite ici à une liste de 72 aliments autorisés.

- **La phase de croisière** : on réintroduit les légumes dans l'alimentation. On poursuit cette phase jusqu'à atteindre un « juste poids ».

- **La phase de consolidation** : cette phase requiert 10 jours par kilo perdu et réintroduit divers aliments comme les fruits, le fromage et certains féculents. Il s'agit d'intégrer à nouveau des aliments « plaisir ».

- **La phase de stabilisation** : cette phase doit en théorie être appliquée à vie. Ici tous les aliments sont autorisés sauf pour une journée par semaine où on mangera uniquement des protéines.

L'intérêt du régime

Comme pour le régime Atkins, l'avantage est sa grande structure, qui limite grandement les choix offerts. On applique, et on n'a pas à se poser de questions sur ce qu'il faut manger. Avec un apport en protéines plus élevé que dans l'alimentation de la population générale, on obtient également les bénéfices développés dans le précédent chapitre. Avec la première phase on perd très vite du poids, ce qui est évidemment motivant.

Les limites

Ce régime reste très déséquilibré, notamment dans les premières phases. La liste d'aliments interdits très arbitraire ainsi que la restriction simultanée des graisses et des glucides rend ce régime très éprouvant pour le mental mais aussi pour le corps. De plus, en perdant du poids très vite au début, on perd également une quantité notable de muscle (plus importante en proportion que la perte de graisse). Enfin, encore une fois, ce régime ne s'applique absolument pas à une prise de masse musculaire.

En bref

Très honnêtement, entre les risques de carences, la pénibilité et les effets yo-yo fréquents, ce régime est plutôt à proscrire.

e. CE QU'IL FAUT RETENIR

Pour faire simple, les régimes avec des « bons » et des « mauvais » aliments sont très clairement à côté de la plaque. La simplification à outrance et l'opposition binaire entre des aliments voire même des macronutriments est complètement contre-productive. Les régimes extrêmement structurés et restrictifs à l'excès demandent énormément de volonté et une vie sociale limitée pendant pas mal de temps. Réduire les glucides de manière extrême n'est pas non plus très utile voire contreproductif. Les régimes comme Dukan ou Atkins favorisent en plus très nettement les carences en micronutriments[149].

Il faut donc retenir de cette rapide présentation des régimes populaires qu'il n'y a aucun avantage à restreindre les sucres de manière excessive, sauf cas bien particuliers. En ce qui concerne le paléo, les restrictions alimentaires sont assez arbitraires, mais ce régime reste sain et peut constituer un choix viable. Évidemment, manger plus de protéines et obtenir la majeure partie de ses calories par le biais d'aliments peu transformés et naturels est un conseil valable pour tout le monde. Mais il est inutile – et vous l'aurez compris – de vous torturer et de passer par des phases compliquées avec des listes d'aliments autorisés et interdits. Il vaut mieux apprendre à s'alimenter correctement et rester flexible dans le contenu des repas, à partir du moment où on respecte les grands principes validés par la recherche scientifique (sur lesquels je reviendrai dans les prochaines pages).

II.   Le rythme des repas

Un autre point d'intérêt, en dehors des régimes alimentaires célèbres et très balisés, concerne le moment où l'on mange. On lit et on entend en effet beaucoup de choses en ce qui concerne la fréquence des repas dans la journée : « le petit déjeuner est le repas le plus important de la journée », « si on ne mange rien pendant 8h on risque de tomber dans les pommes », « manger 6 fois par jour est indispensable pour prendre de la masse / mauvais pour la santé », etc. Décortiquons rapidement quelques-unes de ces croyances pour y voir plus clair.

a.   Combien de repas par jour ?

Dans le domaine de la musculation, une opinion très largement partagée est qu'il faut manger fréquemment pour prendre du muscle de manière optimale ou pour éviter que l'entraînement ne détruise du muscle de manière trop importante. De plus, cela permettrait d'éviter que le métabolisme ne ralentisse en cours de journée (et donc de brûler plus d'énergie, c'est-à-dire de graisse). En effet, quand on mange, le métabolisme augmente à cause de la digestion et du travail d'assimilation des macronutriments. Cet argument est souvent complété par le fait que les repas plus importants ne sont pas pleinement assimilés, et qu'on perdrait donc ainsi de précieux macronutriments, et notamment des protéines, primordiales pour la construction et la préservation musculaire. Les « gourous » du domaine insistent donc sur le fait de manger 6 repas par jour. On entend ici par repas autant les repas « traditionnels » (petit-déjeuner, déjeuner et dîner) que des collations. Dans les cas extrêmes, certains en viennent même à conseiller de se lever en pleine nuit pour manger un peu ou prendre un shaker de protéines... Voyons donc de plus près si ces arguments sont fondés et s'ils sont applicables pour toute personne voulant perdre du gras ou prendre du muscle.

Tout d'abord, nous l'avons déjà évoqué, l'ETA (effet thermique des aliments) varie en fonction des macronutriments contenus dans les aliments ingérés et va entraîner une certaine dépense énergétique (voir le point b de la partie I p.38). La question est donc de savoir si un nombre plus important de petits repas augmente le métabolisme de base sur une période de 24 heures. En ce qui concerne la perte de poids, les études ne trouvent aucune différence (à total calorique égal)[150,151] entre le fait de consommer de nombreux petits repas ou seulement quelques-uns, plus importants. Dans le cas de la prise de masse musculaire, le peu d'études existantes montrent plutôt l'impact du total calorique sur la journée qu'un quelconque effet de la fréquence des repas[152].

C'est donc au final une simple question de préférence d'un point de vue psychologique, en tout cas pour ce qui concerne la perte de poids. Concernant la sensation de satiété, cela dépend bien entendu du contenu des repas (les protéines provoquant plus de satiété). Mais au final, sur ce point précis, les études n'arrivent pour l'instant à aucun consensus clair[153], si ce n'est qu'en moyenne il n'y a pas d'effet important sur la satiété lorsqu'on mange plus de trois repas par jour et qu'à moins de trois repas par jour, l'appétit est plus difficile à contrôler. Cependant, cela reste des conseils assez généraux, contredits par certaines études sur le jeûne intermittent (que nous allons aborder dans la partie suivante). Aussi, il vous faudra trouver ce qui est le plus confortable pour vous. D'un point de vue purement pratique, il peut néanmoins être plus facile pour une personne en prise de masse de faire plusieurs petits repas que de consommer trois repas de plus de 800 calories par exemple (pour un homme). Mais encore une fois, cela dépend des individus et certains préfèrent concentrer toutes les calories de la journée sur une plage horaire relativement courte.

En ce qui concerne la préservation de la masse musculaire, répartir les apports en protéines sur la journée a tout de même un effet bénéfique par rapport à une concentration sur quelques repas[154]. Cependant, cela est modulé par le type de protéines et leur vitesse d'absorption (plus l'absorption est lente, moins l'effet d'un faible nombre de repas sera présent). D'une manière générale, cet effet reste tout de même limité.

En clair, le plus simple est de trouver ce qui vous convient en procédant à divers tests, puis de vous y tenir. Votre corps s'habituera au rythme choisi. Je vous conseille par contre de rester sur un rythme constant autant que possible. Si vous ne le faites pas, vous aurez plus de mal à tenir votre régime et vous risquez d'avoir faim plus souvent. De plus, en étant irréguliers (peu importe le nombre de repas), l'ETA baisse[155,156] et vous fait donc brûler moins de calories de manière « passive ».

b. LE JEUNE INTERMITTENT

Le jeûne intermittent ou « intermittent fasting » (IF) consiste à enchaîner une phase de jeûne plus ou moins longue suivie d'une fenêtre d'alimentation plus ou moins courte[a]. Ainsi, sur une journée, on peut jeûner pendant 16h et se réserver le temps restant pour s'alimenter. Pendant la période de jeûne, on peut consommer des boissons sans calories et des BCAA (des poudres d'acides aminés ramifiés que l'on trouve facilement sur les sites de compléments alimentaires) autour de son entraînement sportif si celui-ci a lieu en plein jeûne afin de limiter le catabolisme musculaire.

Selon les versions du jeûne intermittent, le temps de jeûne peut varier (14h à 20h par jour), et dans certaines formules (« eat stop eat ») on

---

[a] Les auteurs qui ont permis l'émergence de cette approche sont Martin Berkhan (IF) et Brad Pilon (ESE).

va simplement inclure des périodes de 24h de jeûne deux fois par semaine tout en mangeant normalement le reste du temps. Dans ce dernier cas, la période de 24h est souvent répartie sur deux jours (on jeûne par exemple de 12h le mardi à 12h le mercredi).

Dans le rythme « classique » d'alimentation, le corps est techniquement à jeun environ 6 à 7h par jour, entre le moment où le dernier repas est digéré et l'heure du premier repas le matin. Pourquoi donc prendre la peine de jeûner sur des périodes plus importantes ? Quels sont les bénéfices de cette démarche ? Comme le jeûne sur des périodes de plus de 24h, le jeûne intermittent permet entre autres de réduire l'inflammation de l'organisme[157]. Cependant, dans l'ensemble, ce type d'alimentation ne semble pas présenter des bénéfices par rapport à une approche classique pour perdre du gras[158] (à restriction calorique égale). Néanmoins, l'entraînement sportif à jeun peut favoriser la lipolyse et la vitesse d'oxydation des graisses[159], mais cela entraîne aussi un catabolisme musculaire plus important[160] et peut rendre les entraînements plus difficiles et éprouvants. La consommation de BCAA peut limiter cet effet sans provoquer un pic d'insuline (qui caractérise la sortie de l'état de jeûne). Notez que quel que soit le type d'approche, il est toujours conseillé de manger après l'entraînement pour favoriser la préservation voire le développement musculaire (ceci dépendant bien entendu du fait d'être en déficit ou en excès calorique). Notez également que contrairement à certaines croyances populaires, jeûner sur des périodes courtes ne ralentit pas le métabolisme[161].

Jeûner sur des périodes courtes permet donc, sous certaines conditions, de perdre du gras tout en maintenant la masse musculaire, si on pratique un entraînement sportif[162]. Opter pour l'IF ou l'ESE incite souvent les gens à manger légèrement moins qu'avec un régime normal, ce qui peut accélérer la perte de gras. Tester l'approche qui consiste à jeûner 24h deux fois par semaine pour apprendre à faire la différence entre la faim et l'envie de manger est un autre intérêt de ce type de démarche. C'est une expérience intéressante pour réinstaurer un rapport à l'alimentation plus conscient. Libre à vous de tenter l'expérience si cela vous intéresse.

En conclusion, encore une fois, vous pouvez très bien adopter le jeûne intermittent si cela vous convient et que vous arrivez à vous y tenir. C'est surtout ce critère qui doit vous permettre de décider si oui ou non vous adoptez le jeûne intermittent.

c. LE PETIT-DEJEUNER : LE REPAS LE PLUS IMPORTANT DE LA JOURNEE ?

A la lecture des paragraphes précédents, vous aurez sûrement compris qu'il n'y a pas de repas « sacré » ou indispensable. Il y a juste des habitudes alimentaires et des processus métaboliques qui font que certains ont du mal à manger un petit-déjeuner alors que d'autres ne se voient pas démarrer la journée sans. Si vous ne prenez pas de petit déjeuner et que votre premier repas est à midi, vous pratiquez de facto déjà le jeûne intermittent puisque vous ne vous alimentez probablement pas après 22h.

Les conclusions sont donc ici les mêmes que pour le jeûne intermittent : il n'y a aucun problème à « sauter » le petit déjeuner. Si vous faites du sport le matin, je vous conseille néanmoins de prendre quelques grammes de BCAA pour préserver votre masse musculaire sans casser le jeûne. Pour le reste, le plus important est d'atteindre votre objectif calorique pour la journée, que vous cherchiez à prendre ou à perdre du poids.

d. MANGER AVANT DE DORMIR FAIT-IL GROSSIR OU EMPECHE-T-IL LE CATABOLISME MUSCULAIRE ?

Dans le milieu de la musculation et du sport d'une manière générale, on entend souvent qu'il faut absolument consommer des protéines avant de dormir, sous peine de perdre de la masse musculaire pendant la nuit. Toutefois, les choses ne fonctionnent pas de cette manière, comme le montrent par ailleurs les études sur le jeûne intermittent et le jeûne en général. Non, le corps ne va pas détruire du muscle la nuit pour trouver de l'énergie (quand on y pense, cela paraît d'ailleurs assez contreproductif d'un point de vue de la survie et de l'évolution).

Ceci étant dit, il peut être intéressant de consommer des protéines le soir peu avant le coucher lorsqu'on cherche à prendre de la masse musculaire. En effet, lorsque l'on procède ainsi, on donne à son corps de quoi continuer à construire du muscle pendant qu'on dort, plutôt que d'être en attente du prochain repas[163,164]. A long terme, cela peut représenter des gains supplémentaires (mais néanmoins modestes) qui permettront une progression légèrement plus rapide. Pour la sèche, cela n'a par contre pas vraiment d'intérêt.

Enfin, gardez en tête que le plus important est avant tout d'atteindre votre total calorique prévu pour la journée, et donc également votre objectif en termes de protéines. Réserver une partie de ces protéines avant le coucher peut simplement être une stratégie intéressante en prise de masse, qui peut permettre d'alléger d'autres repas dans la journée. Y adjoindre un peu de glucides ou de lipides n'est pas un problème, tant que vous respectez vos objectifs caloriques quotidiens.

e. MANGER AUTOUR DE L'ENTRAINEMENT SPORTIF

Il nous reste un dernier aspect à traiter concernant le rythme des repas : l'alimentation autour de l'entraînement sportif. Cela a en effet son importance en termes de performance et de récupération.

Avant l'entraînement

Si vous vous entraînez à jeun, nous l'avons déjà souligné, il est intéressant de consommer des BCAA pour limiter le catabolisme musculaire sans perdre les bénéfices du jeûne. Cependant, même avec des BCAA, votre performance risque d'être limitée lors d'entraînement intenses : l'effort sera plus difficile.

Si vous avez un rythme d'alimentation plus classique ou que vous vous entraînez à un moment où vous n'êtes plus à jeun, les choses sont différentes. Il est alors conseillé de manger des protéines pour limiter le catabolisme musculaire et favoriser l'anabolisme musculaire juste après l'entraînement. De surcroît, consommer des glucides peu avant l'entraînement permet d'augmenter les performances en remplissant les stocks de glycogène musculaire[165,166]. Les glucides à IG faible sont plus intéressants pour des séances de sport prolongées (2 heures et plus) alors que les glucides à IG élevé sont plus intéressants pour les séances plus courtes et intenses[167]. Les lipides n'ont quant à eux pas réellement d'impact sur la performance ou la récupération. Cette alimentation pré-exercice peut se faire sous forme d'aliments solides 2 à 3h avant l'entraînement ou de manière liquide dans l'heure précédant l'entraînement (et ce pour éviter les inconforts liés à la digestion et au ventre plein).

Après l'entraînement

Quel que soit votre mode d'alimentation, veillez à avoir un repas ou une collation assez rapidement après l'entraînement. Les protéines sont alors intéressantes pour stimuler immédiatement la récupération et la construction musculaire[168]. Même si le fait de les consommer dans les deux heures (maximum) suivant l'entraînement ne permet pas de faire une différence énorme en termes de gains musculaires, avec le temps cet effet peut tout de même vous aider à progresser légèrement plus vite. Pour les glucides, inutile de vous tourner vers des sucres rapides, orientez-vous plutôt vers de fruits qui vont fournir des glucides tout en favorisant une meilleure récupération et une reconstitution des stocks musculaires de glycogène[169]. Consommer des glucides à ce moment-là vous assure par ailleurs qu'ils ne seront pas transformés en graisse puisque vos stocks de glycogène musculaires seront d'abord rétablis en priorité. Ici non plus les graisses n'ont aucun intérêt pour récupérer suite à une séance de sport. Il est donc conseillé de manger essentiellement des protéines et des glucides après l'entraînement[165]. Mais attention, quand on parle d'entraînement, on parle d'un véritable entraînement durant au moins 45 minutes avec une certaine intensité, et pas d'une simple balade à pied ou en vélo.

En résumé

Pendant l'entraînement, veillez à rester hydraté(e). Si l'entraînement est soutenu et dure plus de deux heures, ne vous appuyez pas uniquement sur l'eau et tournez-vous vers des boissons sportives. Avant et après l'entraînement, consommez des protéines[170] et des glucides pour faciliter la performance et la récupération tout en favorisant la préservation et/ou le développement de votre masse musculaire[171]. On parle ici évidemment d'un coup de pouce, l'essentiel étant d'atteindre votre objectif quotidien en termes de calories et de macronutriments avant tout autre considération.

f. CE QU'IL FAUT RETENIR

En ce qui concerne le rythme des repas, la priorité numéro 1 est donc de respecter vos rythmes personnels et votre vie sociale, pour que l'organisation de votre alimentation dans le temps ne devienne ni une corvée ni un problème. Si le fait de jeûner par intermittence peut présenter un intérêt du point de vue de la santé et de la gestion psychologique de l'alimentation, cela reste une simple option qui ne vous permettra pas de perdre ou de prendre du poids plus vite à consommation de calories égale.

Ce qui est important donc, c'est de choisir un rythme compatible avec votre quotidien, votre organisation et vos rythmes physiologiques. Le principal est de manger selon l'objectif calorique fixé. Notez cependant qu'une fois un rythme choisi, il est bon de s'y tenir, car si vous changez tous les deux jours la fréquence de vos repas de manière aléatoire, cela va vous coûter en temps, en motivation, en volonté, et rendra votre fonctionnement physiologique moins efficace, qu'il s'agisse de construction musculaire ou de perte de gras. Bien sûr, vous pouvez par exemple pratiquer l'IF certains jours seulement en fonction de votre emploi du temps, mais faites-en sorte que cela soit régulier. L'objectif n'est pas de changer de rythme en permanence, puisque cela n'a aucun bénéfice et va vous coûter, ne serait-ce qu'au niveau de la motivation. Les ajustements au fur et à mesure des événements du quotidien sont également une source d'erreur d'estimation des calories, ce qui peut ralentir ou complètement stopper les progrès.

En résumé, mangez les calories prévues, et si possible réservez une partie de vos protéines et de vos glucides pour une consommation autour de l'entraînement. De même, une collation protéinée avant le coucher peut vous donner un léger avantage en termes de construction musculaire en prise de masse.

III.   Le contenu des repas

Nous voilà arrivés à la dernière partie de ce chapitre consacré aux grands conseils souvent contradictoires que l'on trouve un peu partout au sujet de la nutrition. Dans cette dernière partie, nous allons nous attaquer à différentes approches qui se focalisent sur ce que l'on met dans l'assiette, pour des raisons pratiques, psychologiques ou éthiques.

a.   « EAT CLEAN » : EST-IL SUFFISANT DE MANGER SAINEMENT ?

Un courant récent dans le monde du sport et de la nutrition se base sur le principe du « eat clean, get lean » (mangez sainement, devenez mince). L'idée est qu'en se contentant de manger des aliments sains et non transformés, on deviendrait automatiquement plus musclé, moins gros, et en meilleure santé. Il y a un certain bon sens dans cette approche : en mangeant des produits peu ou pas transformés, de préférence issus de l'agriculture biologique, on évite toute une série de produits chimiques et d'additifs qui peuvent être dangereux pour notre santé. De plus, on s'assure ainsi d'avoir une alimentation riche en vitamines et en minéraux. Cependant, vous pouvez très bien manger « sainement » et être toujours en surpoids avec une masse musculaire réduite. Peu importe les produits consommés, les principes que nous évoquons depuis le début s'appliquent toujours : il faut prendre en compte l'apport calorique et la répartition des macronutriments. Si vous mangez plus de calories que ce que vous brûlez au quotidien, vous allez prendre du poids, que vous mangiez bio ou pas. De même, si vous mangez très peu de protéines, vous pouvez vous entraîner autant que vous voulez : vous n'allez pas construire de muscle, et même probablement en perdre.

Pour ne pas épiloguer sur le sujet, disons les choses simplement. Oui, il est préférable que la majeure partie de vos calories proviennent d'aliments peu transformés et sains. Cependant, cela ne vous dispense pas de respecter les principes de l'équilibre énergétique et de la répartition en macronutriments dans votre alimentation. Et encore une fois, consommer quelques aliments industriels de temps à autre ne va pas vous tuer, si bien sûr cela reste une part réduite de votre alimentation.

b. « IF IT FITS YOUR MACROS » : PEUT-ON MANGER N'IMPORTE QUOI, DU MOMENT QUE CELA CORRESPOND A L'OBJECTIF CALORIQUE QUOTIDIEN ?

Le pendant du « manger sainement » est l'approche « if it fits your macros » (si vos macronutriments sont respectés). Ici, on part du principe qu'il faut respecter le total de protéines, glucides et lipides qu'on s'est fixé pour perdre du poids (et donc le total calorique quotidien), et qu'à partir de là, on peut manger absolument n'importe quel aliment. En poussant le raisonnement à l'extrême, vous pouvez très bien boire uniquement des shakers de protéines et consommer des biscuits, tant que cela correspond aux chiffres prévus. Et on peut très bien appliquer une telle approche et perdre beaucoup de poids, comme l'a montré un chercheur en nutrition et en physiologie de l'exercice[a]. D'un point de vue de la santé et de l'équilibre en vitamines et en minéraux c'est néanmoins sans doute une mauvaise idée.

Cette approche prise à la lettre est donc assez peu recommandée : on peut atteindre les mêmes résultats en termes de prise de muscles ou de perte de graisse sans mettre en danger sa santé si on consomme des aliments de meilleure qualité (peu transformés). Je vous conseille donc plutôt de vous orienter vers ces derniers pour 80% de vos apports caloriques quotidiens afin d'avoir une alimentation riche en vitamines et minéraux. Pour les 20% restants, vous pouvez vous octroyez de petits

---

[a]

http://edition.cnn.com/2010/HEALTH/11/08/twinkie.diet.professor/index.html

plaisirs en allant vers des aliments plus transformés et industriels, si bien sûr vous aimez cela. Ne vous inquiétez donc pas de quelques écarts à la règle du « manger sainement » : comme souvent, la meilleure approche se situe quelque part entre les deux extrêmes que sont le « manger sainement » et le « manger n'importe quoi du moment que les objectifs en macronutriments sont respectés ».

c. Vegetarisme

Le végétarisme est un régime alimentaire qui n'a pas de visée spécifique en termes de perte ou de prise de poids. C'est un style d'alimentation qui est choisi avant tout pour des raisons éthiques ou écologiques. Rien n'oblige en effet à se passer complètement de la viande pour être en bonne santé. Dans ce mode d'alimentation, on s'interdit la consommation de viande et de poisson, mais pas la consommation de produits animaux (œufs, lait, fromage, etc.). Vous pouvez parfaitement atteindre vos objectifs de prise de masse musculaire ou de sèche en étant végétarien, puisque tous vos besoins physiologiques sont couverts. De plus, on peut facilement atteindre ses objectifs en protéines grâce aux produits issus de l'élevage (œufs, lait, whey, etc.) et bien sûr grâce aux sources végétales de protéines (seitan, soja, etc.). Ce mode d'alimentation n'est pas plus sain qu'un régime omnivore (à qualité de produits équivalent), mais a un impact écologique positif évident.

d. Vegetalisme ou veganisme

Si le végétalisme repose sur les mêmes bases que le végétarisme, il va plus loin en excluant tout produit d'origine animale. Là aussi, aucun problème pour atteindre vos objectifs en calories et en macronutriments. Néanmoins, ce type de régime est exigeant et nécessite une planification de l'alimentation rigoureuse pour éviter certaines carences. Il est en effet démontré que de nombreux végétaliens ont des déficits en vitamine B12[172], en vitamine D et en fer[173], en oméga-3, en calcium et en zinc[174]. Mais attention, cela ne veut pas dire que les omnivores ont nécessairement une alimentation de meilleure qualité et sans déficits. Cela veut simplement dire que toute personne se lançant dans le végétalisme doit prêter plus d'attention et de temps à son alimentation pour qu'elle soit optimale et éviter ces déficits dus à une pratique « désinvolte » du véganisme. C'est une réelle démarche qui nécessite de s'éduquer en profondeur sur le sujet.

Ainsi, en ajustant au mieux son alimentation et en utilisant certains suppléments (notamment de la vitamine B12), on peut très bien être végétalien et avoir un apport en micronutriments optimal. Notez par ailleurs qu'on supplémente le bétail en vitamine B12 à cause de l'appauvrissement des sols (ce sont des bactéries présentes dans le sol qui produisent cette vitamine) : un omnivore prend donc également une supplémentation en B12 par « viande interposée ».

En ce qui concerne les sources de protéines, il est difficile de manger assez de protéines uniquement avec des fruits, des légumes et des légumineuses sans en même temps consommer énormément de glucides. Si les lentilles contiennent à peu près 25g de protéines pour 100g, les petits pois n'en contiennent que 5g pour 100g et le brocoli 3g pour 100g. Pour atteindre un objectif quotidien d'environ 2g/kg de poids de corps de protéines, cela est assez compliqué. On peut bien entendu utiliser des protéines sous formes de steak de soja ou encore de seitan, pour ne citer que quelques exemples. Cependant, il est probablement mieux de limiter la consommation de protéines de soja, qui peut avoir un effet négatif sur le taux de testostérone chez les hommes[175] et peut stimuler la croissance de cellules cancéreuses chez les femmes[176] dans le cas d'une consommation assez excessive. Les résultats sont néanmoins controversés concernant le soja, et ici encore une consommation modérée est sans doute l'option la plus sûre et raisonnable. En tant que végétalien qui veut prendre du muscle ou le préserver pendant une sèche, les protéines en poudre seront probablement indispensables pour atteindre cet objectif. Les poudres de protéines de riz ou de pois sont des sources intéressantes de protéines pour les végétaliens, tout comme le soja (qu'on n'utilisera de préférence pas comme source exclusive de protéines néanmoins).

e.   Ce qu'il faut retenir

Vous l'aurez compris en lisant les précédentes pages, en ce qui concerne le contenu des repas il faut faire preuve de bon sens. Quelle que soit votre alimentation, vous ne pourrez pas vous défaire du principe de l'équilibre énergétique et du rôle des macronutriments. Ainsi, un régime alimentaire censé doit tout d'abord couvrir vos besoins en macro- et micronutriments. Une alimentation qui ne le ferait pas serait nécessairement problématique. Il est donc indispensable de manger sainement en se tournant vers des aliments non transformés pour la majeure partie de votre alimentation. Cependant, vous pouvez bien entendu consommer des aliments transformés à l'occasion pour vous faire plaisir.

Cela nous amène à un deuxième point très important : il faut que votre régime alimentaire soit soutenable pour vous sur le long terme. Attention, je ne parle pas ici que de perdre ou de prendre du poids, mais tout simplement de maintenir un mode de vie précis. Par exemple, si vous voulez manger uniquement bio, cela peut être compliqué financièrement et ne pas être soutenable à moyen terme. De même, si vous vous restreignez pendant 8 semaines en faisant appel à votre volonté, le retour violent à la normale risque de vous conduire au tristement célèbre effet yo-yo. En complément, je vous conseillerais également de ne pas tout changer en même temps : si vous voulez devenir végétalien et perdre beaucoup de poids, commencez plutôt par perdre du poids avec une alimentation omnivore, puis passez petit à petit à une alimentation végétalienne. Trop de changements d'un seul coup vont être très éprouvants et vous exposer à un risque d'échec élevé.

En clair, tant que vous respectez les grands principes de base de l'alimentation, n'hésitez pas à expérimenter, à vous renseigner et à tenter plusieurs versions différentes d'un même mode d'alimentation. Nous sommes tous différents en termes de digestion ou de préférences alimentaires, et il faut donc nécessairement adapter votre alimentation à votre organisme. Apprenez à écouter les signaux que votre corps vous envoie. Cela n'est bien sûr pas suffisant, mais est nécessaire pour arriver à vos fins.

IV.   En résumé

J'espère que vous y voyez désormais plus clair en ce qui concerne les différents régimes célèbres, l'organisation de vos repas dans la journée et ce que vous décidez de mettre dans votre assiette. Évidemment, ce chapitre ne prétend pas être exhaustif sur le sujet, et il y aurait sans doute bien d'autres choses à dire sur certains régimes alimentaires ou sur certains processus physiologiques liés à l'alimentation. Si vous êtes végétarien ou végétalien, vous aurez probablement trouvé mon exposé limité sur le sujet. La thématique des régimes alimentaires et des modes d'alimentation est tellement vaste qu'on pourrait remplir des volumes entiers sur le sujet sans aucun souci ! Cet instantané n'a pour but que de vous donner des bases suffisantes pour vous frayer un chemin dans la jungle des conseils disponibles sur Internet, tout en répondant à des questions récurrentes sur le sujet. Ce travail, même limité, n'est pas anodin et permet de situer les bases scientifiques, théoriques et pratiques d'une nutrition flexible, dont les contours vont être dessinés plus précisément dans le chapitre suivant.

Chapitre 4.
LES GRANDES LIGNES D'UN REGIME
ALIMENTAIRE FLEXIBLE

Après ce petit panorama des modes d'alimentation et des régimes célèbres, il est temps de préciser les points essentiels de la nutrition flexible, que vous pourrez appliquer grâce aux précisions de la seconde partie du livre.

Avant de nous intéresser aux cas spécifiques que sont la prise de masse, la sèche (perte de gras) et le maintien, voyons quelles sont les bases de la nutrition flexible. Cette approche peut être résumée par les 5 points suivants, dont l'ordre de priorité correspond à l'ordre de présentation ci-dessous (l'application du deuxième critère implique le respect du premier, et ainsi de suite) :

1. **Le nombre de calories** que vous mangez est la variable la plus importante dans l'alimentation, passant avant tout le reste, et ce quel

que soit votre objectif.

2. Les **quantités de macronutriments** (protéines, glucides, lipides) qui composent ce total calorique sont primordiales pour préserver ou développer la masse musculaire au détriment de la masse grasse.

3. Pour atteindre un objectif nutritionnel, il est primordial que l'alimentation soit constituée d'**aliments que l'on apprécie** (à moins de n'aimer que les muffins ou – plus rare – que le brocoli).

4. Au moins **trois quarts des calories quotidiennes doivent provenir d'aliments pas ou très peu transformés**, naturellement riches en micronutriments.

5. **La répartition des repas dans le temps doit correspondre à l'emploi du temps de l'individu et à ses préférences**.

Vous voyez donc qu'une fois les deux premiers critères respectés, ce mode d'alimentation est assez flexible et permet d'atteindre des objectifs de composition corporelle tout en maintenant les résultats obtenus de manière durable. De plus, il s'agit ici de comprendre ce que l'on fait et de mesurer l'impact des décisions prises au niveau du contenu et de la répartition des repas sur les sensations et résultats.

Intéressons-nous maintenant à l'application des deux premiers critères en fonction de votre objectif. En effet, certaines conditions simples sont à respecter pour démarrer une sèche ou une prise de masse. De même, un certain rythme de progression vous garantira de meilleurs résultats qu'une tentative de perte de poids très rapide, par exemple.

Je vous propose dans les pages suivantes une simple présentation des critères correspondant à chaque objectif, mais le processus détaillé sera expliqué in extenso dans la partie « Agir » du livre (p. 107).

I. La sèche (la perte de gras)

Le premier critère à respecter, quand on veut perdre du poids (et préférentiellement du gras), est d'être en déficit calorique. C'est simple : si vous mangez moins de calories que ce dont votre corps a besoin, celui-ci sera contraint de puiser dans ses stocks de graisses pour compenser ce déficit.

a. ÉVALUER VOTRE COMPOSITION CORPORELLE

Pour savoir si vous avez besoin de faire une sèche, il faut évaluer votre taux de gras. Évidemment, la nécessité d'une perte de gras est souvent assez évidente et il suffit de se regarder dans le miroir pour le savoir. Néanmoins, laissez-moi vous donner des critères objectifs et mesurables. Si vous êtes au-dessus de 10% de masse grasse (MG) pour les hommes ou 20% de MG pour les femmes, je vous conseille d'entamer une sèche pour arriver à peu près à ces taux de gras. Une fois que vous aurez atteint ces chiffres, vous pourrez poursuivre votre sèche si vous estimez avoir assez de masse musculaire et que vous souhaitez obtenir une définition musculaire encore plus importante. Dans ce cas, un taux de gras soutenable et sain minimal se situe aux alentours de 7-8% pour les hommes et 17% pour les femmes. Si toutefois vous estimez ne pas avoir assez de muscle une fois à 10%/20% de MG, vous pourrez, en effectuant une phase de transition, commencer une prise de masse.

Ces taux de MG ne sont pas donnés au hasard, ils se justifient par le fait qu'il est difficile de prendre préférentiellement du muscle en prise de masse quand on dépasse 15-17% de MG pour les hommes et 25-27% de MG pour les femmes, et ce pour des raisons hormonales[177–179]. Autant donc commencer par se débarrasser des graisses superflues pour faire les choses proprement (si toutefois vous voulez augmenter votre masse musculaire).

b. LE DÉFICIT CALORIQUE

Pour perdre du poids, il faut donc être en déficit calorique, mais de quelle ampleur exactement ? Première règle, ne jamais tomber en dessous de votre métabolisme basal de manière prolongée. En effet, cela aura tendance à ralentir votre métabolisme, c'est-à-dire que votre corps va faire des économies d'énergie[59,60]. Ceci va rendre la perte de poids difficile et vous risquez de rester au même poids tout en vous privant de plus en plus. De plus, manger moins que votre MB va provoquer fatigue et humeur négative. L'objectif est d'arriver à destination : tentez d'aller trop vite et vous raterez très probablement votre cible. Je vous conseille donc de viser un **déficit calorique d'environ 20 à 25% par rapport à votre DEJ**[180]. Cela vous permettra de perdre du gras à un bon rythme (qui sera précisé plus bas). Ne descendez néanmoins pas sous votre métabolisme basal (si un déficit de 20% vous fait descendre sous votre MB, contentez-vous de manger les calories correspondant à votre MB chaque jour ou augmentez votre activité physique pour augmenter votre DEJ).

c. PROPORTIONS DE MACRONUTRIMENTS POUR LA SECHE

Une fois le total calorique quotidien établi, il faut s'intéresser au deuxième point : la proportion de macronutriments. En se basant sur les quantités conseillées dans la partie II p.42, vous devriez obtenir quelque chose correspondant plus ou moins à ces proportions :

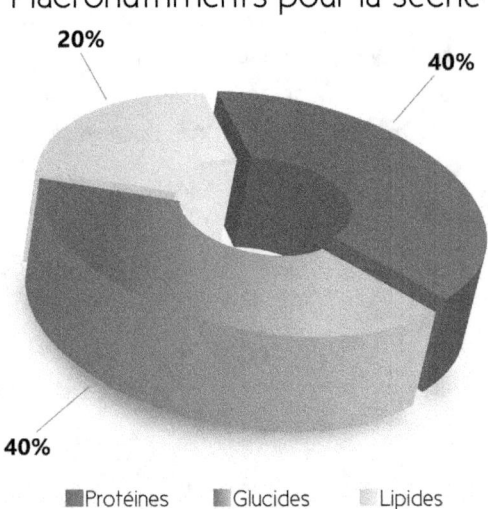

Macronutriments pour la sèche

20%

40%

40%

■ Protéines　■ Glucides　░ Lipides

- 40% de protéines
- 40% de glucides
- 20% de lipides

Comme toujours, commencez par déterminer votre apport en protéines. Ensuite, assurez-vous d'avoir un minimum de lipides pour être en bonne santé, puis complétez avec les glucides. Vous pouvez bien sûr vous éloigner de ces proportions selon vos préférences alimentaires, néanmoins ne touchez pas à la proportion de protéines si possible. Si vous devez ajuster les choses, faites-le entre les glucides et les lipides. Encore une fois, les glucides sont importants pour faciliter votre activité physique et vous permettront de manger plus en termes de volume. Cela dit, vous pouvez tester des équilibres différents entre ces deux macronutriments selon vos préférences et sensations. Les ratios proposés le sont sur la base des études présentées dans les précédents chapitres, mais peuvent bien entendu nécessiter une adaptation de votre part.

d. RYTHME DE LA PERTE DE POIDS

Si vous êtes au-delà de 25% de MG pour les hommes et 30% pour les femmes vous pouvez perdre jusqu'à 2kg par semaine dans les débuts. En dessous de ces valeurs, visez une perte de 500g à 1kg par semaine. Si vous vous tenez à votre plan alimentaire et que vous ne perdez pas de poids, vous pouvez baisser votre apport calorique de 50 à 100kcal (tout en restant au-dessus de votre MB). Retirez ces calories de vos lipides si vous le pouvez (si vous avez plus de lipides que les ratios proposés ici), sinon retirez des glucides. Quoi qu'il arrive, ne touchez pas aux protéines. Si au contraire vous perdez trop vite du poids, c'est sans doute que votre apport calorique est trop bas ou que vous ne mangez pas assez de protéines. Cela signifie en général que vous perdez plus de muscle que de graisse : revenez alors aux fondamentaux et faites un bilan, tel qu'expliqué dans la prochaine partie.

Enfin, après une sèche, n'enchaînez pas directement avec une prise de masse et ne passez pas non plus directement au nombre de calories nécessaires au maintien de votre poids. Augmentez votre apport alimentaire de 100kcal par semaine jusqu'à atteindre un apport calorique correspondant à votre DEJ.

II. La prise de masse

Ici aussi, le nombre de calories ingérées joue un rôle central. Quand on veut prendre du poids (et préférentiellement du muscle), il faut être en excédent calorique. C'est simple : si vous mangez plus de calories que ce dont votre corps a besoin, celui-ci aura de quoi construire du muscle et stocker du gras. Développer sa masse musculaire en mangeant suffisamment de protéines permet d'augmenter son métabolisme de base (et donc de manger plus sans grossir), de préserver sa santé à long-terme[181] ainsi que sa santé osseuse[182,183], sans parler des bénéfices esthétiques, fonctionnels et psychologiques. Faire une prise de masse est donc nécessairement une bonne idée pour les hommes et pour les femmes (non, vous n'allez pas vous transformer en bodybuildeuses, sauf si vous prenez des stéroïdes), afin de développer une masse musculaire correcte, et ce quel que soit votre âge.

a. Évaluer votre composition corporelle

Pour faire une prise de masse, nous l'avons dit, il vaut mieux attendre d'être aux environs de 10/11% de MG pour les hommes et de 20% de MG pour les femmes. On favorise ainsi la construction musculaire au détriment du stockage de graisses[177,178]. Pour être sûr de ne pas aller trop vite (la construction musculaire est un processus plus lent que le stockage de gras), il ne faut pas se mettre en excès calorique de manière trop importante. Aussi je vous conseille d'**augmenter votre apport calorique d'environ 5 à 10% par rapport à votre DEJ**. Cela vous permettra de prendre du poids à un bon rythme (que nous allons détailler plus bas).

b. Proportions de macronutriments pour la prise de masse

Une fois le total calorique quotidien établi, il faut s'intéresser ici aussi au deuxième point : la proportion de macronutriments. En se basant sur les quantités conseillées dans la partie II p.42, vous devriez obtenir quelque chose correspondant plus ou moins aux proportions suivantes :

- 25% de protéines
- 57% de glucides
- 18% de lipides

Comme toujours, commencez par établir votre apport en protéines. Ensuite, assurez-vous d'avoir un minimum de lipides pour être en bonne santé, puis complétez avec les glucides. Si vous cherchez à prendre de la masse, limiter les graisses permet de réduire la part de gras dans votre prise de poids au profit du muscle. Vous pouvez ici aussi vous éloigner de ces proportions selon vos préférences alimentaires, mais ne réduisez pas les protéines significativement. Si vous devez ajuster les choses, faites-le entre les glucides et les lipides. Encore une fois, les glucides sont importants pour faciliter votre activité physique et vous

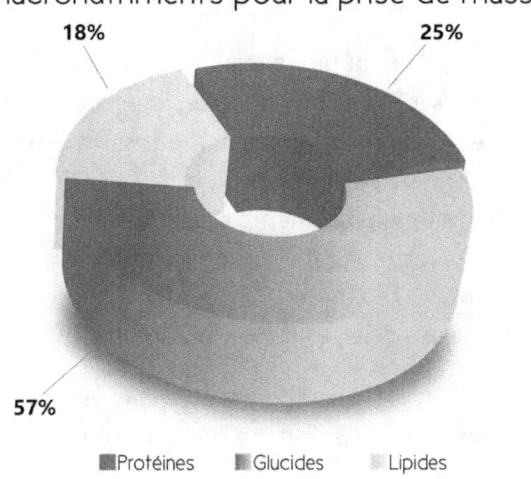

Macronutriments pour la prise de masse

18%   25%

57%

■Protéines   ■Glucides   Lipides

permettront de manger plus en volume. Si à l'inverse vous avez du mal à manger tout ce qui est prévu, vous pourrez augmenter les lipides, ce qui représentera peu de volume supplémentaire. Quoi qu'il en soit, vous pouvez tester des équilibres différents entre ces deux macronutriments selon vos préférences et sensations. Les ratios proposés le sont sur la base des études présentées dans les premiers chapitres, mais peuvent là encore nécessiter une adaptation de votre part, chaque cas ayant ses spécificités.

C. RYTHME DE LA PRISE DE POIDS

Pour les hommes, visez une prise de poids de 250g à 500g par semaine ; pour les femmes, visez plutôt 125 à 250g de plus par semaine sur la balance. En fonction de vos résultats (et si vous vous en tenez à votre plan alimentaire), vous pourrez augmenter votre apport calorique de 50 à 100kcal en cas de stagnation. Ajoutez de préférences des glucides, et éventuellement des lipides (en moindre proportion). Quoi qu'il arrive ne touchez pas aux protéines. Si au contraire vous prenez du poids trop vite, c'est sans doute que votre apport calorique est trop élevé ou que votre DEJ est surestimée. Cela signifie en général que vous prenez plus de graisse que de muscle : revenez alors au fondamentaux et réajustez votre bilan calorique ou votre plan alimentaire (nous l'expliquerons en détail dans la prochaine partie du livre, p.107).

III.   Le maintien

Pour souffler entre une prise de masse et une sèche ou conserver un poids et une composition corporelle satisfaisants, on applique une phase de maintien. L'idée est tout simplement de manger peu ou prou un nombre de calories équivalent à votre DEJ. Si je vous conseille de mettre en place un plan alimentaire au début (comme pour la sèche et la prise de masse), votre expérience en nutrition vous permettra très vite de vous passer de cet outil et de manger « à l'instinct », grâce aux compétences acquises au cours des mois ou années précédents.

En ce qui concerne la proportion des macronutriments, vous pouvez vous baser sur le ratio suivant (voir la partie II p.42) :

- 25% de protéines
- 50% de glucides
- 25% de lipides

Comme il s'agit de maintenir son poids, vous avez encore plus de liberté pour ajuster vos macronutriments. Néanmoins, pour conserver votre masse musculaire il vous faudra tout de même manger suffisamment de protéines. Les besoins en protéines sont en moyenne moins élevés lorsqu'on cherche à maintenir un certain poids, mais là encore je vous conseille de chercher votre équilibre en jouant essentiellement sur les pourcentages de lipides et de glucides.

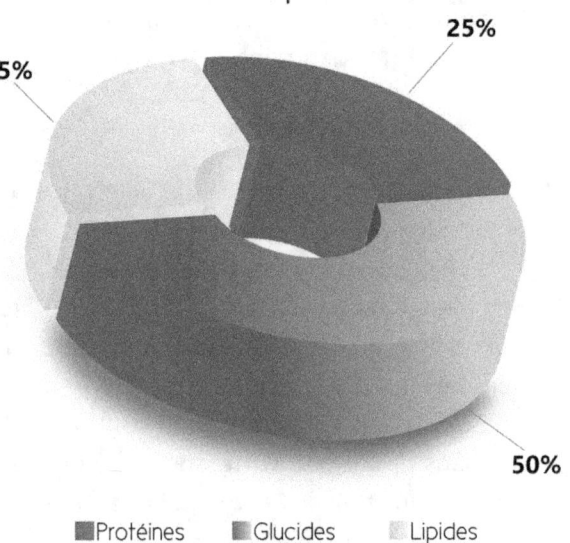

Macronutriments pour le maintien

25%

25%

50%

■Protéines   ■Glucides   ▨Lipides

Si vous prenez ou perdez du poids, cela peut être dû à des variabilités dans votre activité physique ou à des excès ou des manques au niveau des calories ingérées. Votre expérience en nutrition vous permettra plus facilement de compenser ces écarts d'un jour sur l'autre pour maintenir le physique durement acquis (nous en reparlerons dans la suite du livre).

IV. Des repas adaptés à vos préférences

Ce point est sans doute celui qui représente le plus l'aspect « flexible » de l'approche proposée dans ce livre (en plus des marges de manœuvre existantes sur les proportions de macronutriments). Il est encore une fois important que vos repas et vos menus intègrent des aliments qui vous font plaisir. Certes, si vous ne mangez pas du tout de légumes et de fruits, il va falloir vous y mettre, ne serait-ce que pour des raisons de santé. Mais au-delà de ce point précis, il faut que vous puissiez consommer ce que vous considérez comme des aliments « plaisir », même si c'est en petite quantité. Le but de la manœuvre est de rendre vos efforts plus agréables en intégrant par exemple quelques carrés de chocolat ou un cookie par jour pendant votre sèche, ou encore un morceau de fromage si c'est ce que vous préférez. Être en sèche ne signifie pas manger des brocolis vapeur avec du blanc de poulet trois fois par jour. Vous pouvez ajouter de la sauce, prendre un dessert, bref vous faire plaisir. Tant que vous mangez sainement, et que vous respectez votre objectif en termes de calories et de protéines, vous pourrez atteindre vos objectifs sans faire une croix sur votre vie sociale et sur le plaisir de manger. Je ne vous promets pas de manger tout ce que vous voulez à volonté, mais je vous assure que vous aurez de la place pour des plaisirs gustatifs ! Par contre, cela ne peut marcher que si vous arrivez, par exemple, à ne manger qu'un seul cookie sans terminer la boîte. C'est un point important sur lequel nous reviendrons un peu plus loin.

V. Les repas de triche

Être flexible, c'est aussi s'autoriser de temps en temps des écarts sous la forme de repas de triche ou « cheat meals ». Évidemment, si on veut faire cela sans ruiner ses progrès, il faut rester raisonnable, que ce soit en termes de fréquence ou d'ampleur de la triche. On parle bien sûr ici de *repas* de triche et non pas de *jour* de triche. Vous autoriser un tel écart vous donnera un peu de répit d'un point de vue psychologique et rendra plus facile le fait de respecter votre plan alimentaire[184]. Pour des raisons hormonales, la meilleure manière de vous donner un coup de pouce au niveau de l'humeur et de la physiologie consiste à manger un repas de triche plutôt riche en glucides (les protéines ont peu d'effets là-dessus et les lipides virtuellement aucun)[117,185,186].

Un rythme d'un repas de triche par semaine est donc une fréquence raisonnable qui n'entravera pas vos progrès. Cela est surtout utile lorsque vous êtes en restriction calorique, c'est-à-dire en sèche. En prise de masse, cela reste également possible (en sachant que les ratios de macronutriments d'un repas de triche seront sans doute éloignés de ce que vous avez de prévu pour un repas de prise de masse « classique »).

Il s'agit ici de se faire plaisir sans compter les calories. Mais bien sûr, il ne s'agit pas non plus de passer en mode « goinfre » en avalant les calories par milliers (sans restriction et selon ce que l'on mange, on peut très vite faire un repas à plus de 1000 calories). Je parle donc ici d'un simple repas où vous ne vous priverez pas et où vous vous ferez plaisir. Un repas au restaurant peut par exemple constituer un repas de triche.

Faisons un rapide calcul pour voir en quoi une telle approche n'est pas contreproductive. Prenons le cas d'un homme qui doit manger 2500kcal par jour pour maintenir son poids et qui décide de consommer 2000kcal par jour dans le cadre d'une sèche. Sur la semaine, il mangera donc 14000kcal, et sera en déficit hebdomadaire de 3500kcal. Admettons que son repas de triche lui ajoute 500kcal sur une journée. Il sera tout simplement passé d'un déficit de 3500kcal à un déficit de 3000kcal sur la semaine : rien de bien grave.

Un chiffre qui circule dans la recherche prétend qu'il faut couper 3500kcal de son alimentation pour perdre une livre de graisse (soit environ

7700kcal pour 1kg). Cependant ce chiffre est assez débattu et varie en fonction de très nombreux paramètres[187]. Ne vous focalisez donc pas sur un chiffre et contentez-vous de respecter un déficit de 20 à 25% par semaine environ. Il vaut mieux s'autoriser un repas de triche de temps en temps pour assurer une progression sur le long terme que de se restreindre excessivement pendant 3 mois en refusant toute sortie pour se lâcher ensuite complètement et réduire à néant tout le travail accompli.

Enfin, si une soirée ou un repas de fête se profile à l'horizon et que vous savez que vous ne pourrez pas manger raisonnablement (sans compter l'alcool qui même consommée modérément limitera l'oxydation des graisses), vous pouvez vous contenter de manger un maximum de votre apport de protéines pour la journée afin de garder la majeure partie de vos calories pour la soirée. Vous pouvez bien entendu également compenser en rajoutant une séance de sport, plus ou moins intense selon l'excès réalisé.

VI. Passer à l'action

Nous y voilà ! Vous avez enfin de solides bases en nutrition qui vous permettent désormais de comprendre les différents enjeux liés à l'alimentation dans une perspective de transformation corporelle. Nous avons posé les grands principes qui soutiennent toute démarche de changement de régime alimentaire, exploré entre autres les notions de calories et de macronutriments, puis passé en revue divers régimes populaires et mode d'alimentation courants. Dans ce chapitre, vous avez pu avoir un aperçu dans les grandes lignes des principes de la nutrition flexible, que vous cherchiez à prendre ou à perdre du poids. Ce premier et rapide résumé n'a cependant qu'effleuré le sujet, et je vais vous aider à passer à l'action en vous guidant point par point dans la suite de l'ouvrage.

Vous avez en effet sans doute envie de « lancer les hostilités » rapidement, et c'est justement l'objet de la prochaine partie. Vous n'aurez pas à compter les calories de tout ce que vous mangez au quotidien ou à bannir des aliments. Oui, vous aurez des efforts à faire, mais vous aurez de l'espace pour vous faire plaisir, sans compter la satisfaction d'enfin atteindre votre objectif **en sachant exactement comment vous y êtes arrivé(e)** !

Partie 2
Agir

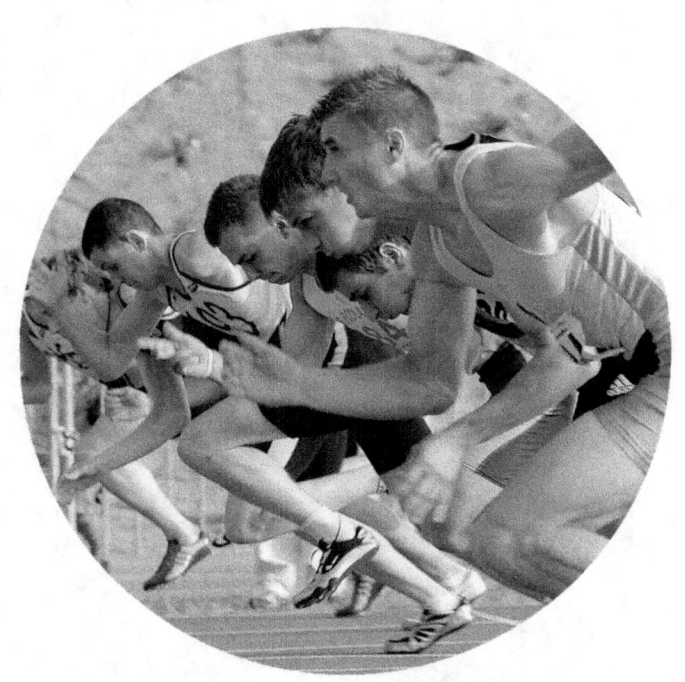

Chapitre 5.
LE DIAGNOSTIC

Avant de mettre en place un quelconque changement d'habitude, il faut savoir exactement d'où l'on part. Quand vous partez en voyage, vous avez besoin de connaître votre ville de départ pour savoir comment vous rendre à votre destination. Pour transformer votre physique, c'est bien sûr exactement la même chose. De plus, vous n'avez peut-être qu'une notion approximative de votre situation actuelle. Si vous ne vous basez par exemple que sur le poids, vous pouvez partir sur un objectif irréaliste ou inutilement difficile. Aussi, il faut prendre le temps de faire un diagnostic corporel et alimentaire pour pouvoir créer votre futur plan d'action. C'est là tout l'objectif de ce chapitre.

I. Diagnostic corporel

Vous allez, grâce à cette partie, enfin pouvoir vous situer clairement en termes de composition corporelle. Pour ce faire, il faut que vous évaluiez précisément votre taux de gras et votre quantité de masse musculaire. C'est exactement ce que ne fait pas le pourtant très populaire indice de masse corporelle (IMC). Si vous vous êtes déjà penché(e) sur le rapport entre santé et surpoids, ou que vous avez fait un bilan chez le médecin, vous avez sans doute déjà calculé votre IMC. Cet indice consiste à faire le rapport entre le poids et la taille pour estimer le surpoids d'un individu. Voici la formule de l'IMC (le poids est indiqué en kg et la taille en mètres) :

$$IMC = POIDS / (TAILLE^2)$$

En faisant ce calcul, vous obtiendrez une valeur allant de moins de 16 à plus de 40. Si cet indice donne une assez bonne estimation de la santé ou de l'obésité dans le cadre d'études épidémiologiques (pour des très grandes populations d'individus, surtout lorsqu'elles sont largement sédentaires), cela devient vite inexploitable pour diagnostiquer une personne en particulier. Cela vient tout simplement du fait que l'IMC ne prend pas en compte la masse musculaire. Prenons un exemple simple : un homme mesurant 1,85m et pesant 90kg. Si vous faites le calcul vous obtiendrez un IMC de 26,3. Cela classe l'individu en question dans la catégorie des personnes en surpoids. Or, on peut avoir à faire à quelqu'un de très musclé ou effectivement à quelqu'un en surpoids modéré. De plus le sexe et l'âge ne sont pas non plus pris en compte, alors que ce sont des informations qui jouent un rôle important dans la composition corporelle.

Se baser sur cet indicateur est donc une mauvaise idée pour évaluer où vous en êtes avec précision. Comme indiqué dans les précédents chapitres, utiliser comme seule mesure le poids n'est clairement pas suffisant pour avoir une image précise de votre composition corporelle. Passons aux différentes méthodes existantes pour mesurer votre taux de gras et votre quantité de muscle et voyons laquelle est la plus intéressante dans le cadre de notre démarche.

a. COMMENT MESURER SA COMPOSITION CORPORELLE

Dans cette partie, je vais rapidement vous présenter quelques méthodes courantes de mesure du taux de gras. L'idée n'est pas d'être exhaustif mais de simplement vous donner un aperçu de ce qui existe, afin d'identifier la méthode la plus efficace et accessible.

Les balances à impédance

L'outil le plus connu, popularisé maintenant depuis de nombreuses années, est la balance à impédance. Son fonctionnement est simple : un faible courant électrique émis par la balance pénètre votre corps par un pied et ressort par l'autre (en prenant le chemin le plus court). En fonction du temps mis pour passer d'un pied à l'autre, la balance va calculer le taux de gras, de muscle, la masse osseuse et la masse hydrique. Cela est rendu possible par le fait que le muscle conduit l'électricité facilement car il est composé à 70% d'eau, alors que le tissu adipeux conduit moins bien l'électricité parce qu'il contient moins d'eau. Ainsi, plus vous êtes gras(se) et plus (en théorie) le courant mettra du temps à passer d'un pied à l'autre.

Si cela paraît logique et cohérent sur le papier, plusieurs problèmes se posent dans cette approche. Comme je viens de l'évoquer, le courant électrique prend le chemin présentant la moindre résistance et va donc si possible contourner les réserves de graisses en passant par des tissus plus faciles à traverser. De plus, la plupart de balances ne disposent pas d'électrodes pour les mains et se contentent donc d'un courant passant d'un pied à l'autre et ignorant donc toute la partie haute du corps[188]. Par ailleurs, en fonction de votre niveau d'hydratation, du moment de la journée et du temps vous séparant de votre dernier repas, les mesures peuvent varier de plusieurs pourcents[189–191]. Cette imprécision n'est d'ailleurs pas constante dans un sens ou dans un autre et ne vous permet donc pas non plus de suivre votre évolution au fil du temps (si on obtenait systématiquement une surestimation de 5%, il suffirait en effet de déduire ce chiffre du pourcentage affiché, et la courbe de progression serait utilisable). Enfin, les formules permettant de transformer la mesure de la résistance électrique en taux de gras sont souvent insuffisamment précises. Ainsi, les scientifiques déconseillent purement et simplement son utilisation pour des mesures individuelles[192].

Le scanner DXA

Cette méthode appelée également ostéodensitométrie biphotonique aux rayons X est une manière plus précise (et chère) de mesurer son taux de gras. Cependant là encore la précision n'est pas complètement au rendez-vous, avec des mesures pouvant varier de plusieurs pourcents[193–195]. Notez-en plus que c'est souvent cette méthode qui sert de référence pour élaborer les équations des balances à impédance. Ainsi, cette imprécision se rajoute à celles citées précédemment.

Les mensurations

Pour des raisons pratiques, certains organismes ont développé des formules pour mesurer le taux de graisse corporelle des individus en prenant simplement quelques mensurations en plus du poids. Ces mesures sont rapides et simples, mais elles présentent tout de même une certaine marge d'erreur et reposent sur des formules développées pour des populations jeunes et actives[196]. De plus, en fonction de facteurs génétiques ou ethniques relatifs à la répartition de la graisse, ces approches sont souvent limitées. D'ailleurs, il peut arriver que votre tour de taille augmente pour cause de ballonnement ou suite à un repas copieux. Les formules les plus courantes proposées par l'US Navy ou les YMCA [a] se basant principalement sur cette mesure sont donc nécessairement limitées.

L'utilisation des mensurations reste néanmoins utile pour quantifier la progression de votre masse musculaire à certains endroits précis (tour de bras, tour de cuisses, épaules, tour de poitrine, etc.). La mesure du tour de taille ou de hanche est limitée pour l'évaluation de la composition corporelle, mais reste un bon indicateur de progression lorsqu'on l'utilise en complément d'une mesure plus précise du taux de gras. Aussi je vous recommande de vous munir d'un mètre de couturière

---

[a] Des calculateurs basés sur les mensurations sont disponibles en français à cette adresse : http://www.guidemusculation.com/?fonction=graisse

ou d'un ruban conçu spécialement pour la prise de mensurations, plus facile d'utilisation. Sachez qu'on trouve facilement des rubans avec verrouillage et resserrage automatique pour moins de 2€[a] sur Internet.

La pince à plis cutanés

Cette méthode consiste à utiliser une pince pour mesurer l'épaisseur de votre peau à plusieurs endroits de votre corps puis d'utiliser ces mesures dans une équation pour estimer votre pourcentage de gras total. Plusieurs problèmes peuvent se poser avec cette approche. D'une part, la personne prenant les mesures peut les prendre aux mauvais endroits ou à des endroits sensiblement différents d'une fois à l'autre. Même si les mesures sont bien prises, une certaine marge d'erreur persiste, bien entendu. Cependant, avec la bonne approche, cette technique est à la fois la plus accessible et la moins chère pour tout le monde. En effet, une pince à plis cutanés (appelée aussi pince adipeuse ou adipomètre) coûte quelques euros[b], ce qui est bien moins cher qu'une balance à impédance ou qu'un examen médical complet. Sachez qu'aucune mesure n'est fiable à 100%, à part celle consistant à vous disséquer. Nous allons donc, si vous en êtes d'accord, plutôt opter pour l'approche la plus précise, fiable et accessible parmi celles présentées !

C'est donc grâce à cette méthode de mesure des plis cutanés, suffisamment fiable et économique que je vous propose de calculer votre taux de gras. Bien sûr, elle ne sera pas utilisée seule : je vais vous proposer dans les prochaines pages un guide complet pour faire votre diagnostic de manière simple. Avant cela, je vais vous présenter les formules mathématiques que nous allons utiliser pour que cette démarche soit complètement transparente. Rassurez-vous, je vous indiquerai des liens vers des calculateurs qui feront les calculs pour vous (voir p.265) !

---

[a] Comme par exemple ce modèle : http://amzn.to/2fWZaB1
[b] Vous trouverez une pince à plis cutané à moins de 3€ ici : http://amzn.to/2gb0hjq

b. LES FORMULES

Mesure de la composition corporelle

Pour mesurer de manière rapide et efficace votre composition corporelle, je vous propose d'utiliser la formule de Jackson et Pollock[197,198] nécessitant de mesurer vos plis cutanés à 3 endroits seulement. Ces chercheurs ont également élaboré des formules basées sur 4 et 7 mesures, mais cela multiplie le risque d'erreur et nécessite qu'une personne vous aide (car certains sites de mesure vous seront inaccessibles).

Il faut donc commencer par mesurer l'épaisseur de vos plis cutanés en millimètres à trois endroits différents, variables en fonction de votre sexe :

Pour les hommes :

- Pectoraux
- Ventre
- Cuisses

Pour les femmes :

- Triceps
- Hanches
- Cuisses

La procédure exacte sera détaillée pas à pas dans les prochaines pages avec des instructions, des schémas et des liens vers des vidéos explicatives. Contentons-nous simplement des grandes lignes pour le moment. Une fois les mesures effectuées, il faut en calculer la somme (notée « S » dans les formules ci-dessous). On obtient ainsi le total cumulé des trois mesures en millimètres. Grâce à cela, on possède toutes les informations pour pouvoir calculer le pourcentage de gras d'un individu grâce aux formules suivantes :

Pour les hommes :

$$495 / (1,10938 - (0,0008267 \times S) + (0,0000016 \times S^2) - (0,0002574 \times AGE)) - 450$$

Pour les femmes :

$$495 / (1.089733 - (0,0009245 \times S) + (0,0000025 \times S^2) - (0,0000979 \times AGE)) - 450$$

Le résultat de ce calcul permet de situer un individu en termes de pourcentage de gras. Je vous invite à consulter à nouveau le tableau présenté en début de livre (chapitre 1, partie II p.18) si vous voulez avoir une idée de votre situation par rapport à la population générale (une fois le calcul effectué pour vous). Vous pourrez par la suite facilement calculer votre masse grasse en multipliant votre poids par votre taux de gras :

MASSE GRASSE (kg) = POIDS (kg) x GRAS EN %

Pour obtenir votre masse maigre, c'est-à-dire le poids total de vos muscles et de vos os, il vous suffit de soustraire votre masse grasse de votre poids. Quand la masse maigre varie chez l'adulte, c'est quasi-exclusivement le fait d'une variation de la masse musculaire. J'emploierai donc parfois les termes de « masse maigre » et de « masse musculaire » de manière interchangeable.

MASSE MAIGRE (kg) = POIDS – MASSE GRASSE

Une fois ces calculs effectués, on a une idée précise de sa composition corporelle, ce qui va permettre de calculer ses besoins en calories.

Calcul du besoin en calories

Pour calculer votre dépense énergétique journalière (DEJ) et votre métabolisme basal (MB), nous allons aussi nous appuyer sur une formule mathématique. Nous allons ici utiliser la formule Katch-McArdle[199]. Cette formule, contrairement à d'autres, prend en compte le taux de masse grasse en plus du poids de l'individu et est donc bien plus précise. En effet, les muscles consomment plus d'énergie au repos que les cellules adipeuses, ce qui a évidemment une incidence sur la quantité d'énergie quotidienne nécessaire pour maintenir les fonctions vitales de l'organisme. Voici comment calculer le métabolisme de base :

MB = 370 + (21,6 x MASSE MAIGRE)

On obtient donc le total calorique brûlé par le corps chaque jour pour une personne donnée, même si celle-ci reste allongé(e) toute la journée. C'est l'énergie de base qui permet au corps d'assurer ses fonctions vitales. Mais comme vous le savez, la digestion et les différentes activités physiques et mouvements vont également nécessiter de l'énergie (voir la partie I-b du chapitre 2 p. 38). Le total de toutes ces dépenses ajoutées au MB correspond à ce qu'on appelle la dépense énergétique journalière ou DEJ, que vous connaissez désormais bien. La formule Katch-McArdle propose des coefficients multiplicateurs pour calculer facilement la DEJ à partir du MB et de l'activité physique. D'expérience, ces multiplicateurs surestiment légèrement la DEJ. En se basant sur ces derniers pour créer un plan alimentaire, on va donc se placer dans un déficit calorique trop faible en sèche et dans un excès calorique trop important en prise de masse. Comme d'autres auteurs[17], je conseille donc d'utiliser des coefficients légèrement revus à la baisse :

- 1,1 : sédentaire (< 1h d'activité physique par semaine)
- 1,2 : activité modeste (1 à 3h d'activité physique par semaine)
- 1,35 : activité modérée (4 à 6h d'activité physique par semaine)
- 1,45 : très actif (6 à 7h d'activité physique par semaine)
- 1,6 et plus (plus de 7h d'activité physique par semaine)

Vous pourrez ainsi calculer votre DEJ en fonction de votre MB et de votre niveau d'activité physique dans la semaine de la manière suivante :

DEJ = MB x COEFFICIENT D'ACTIVITÉ PHYSIQUE

Vous obtiendrez alors le total calorique quotidien nécessaire au maintien de votre poids. En fonction des sports pratiqués, vous aurez peut-être à moduler légèrement votre coefficient. De même, si votre travail est physique (si vous ne faites pas un travail de bureau), vous pourrez utiliser un coefficient supérieur à celui qui correspond au nombre d'heures de sport que vous réalisez chaque semaine. Notez que ce calcul permet de lisser la dépense énergétique que représente votre activité physique. Par exemple, si vous faites 3 fois 1h de sport dans la semaine, vous dépenserez plus d'énergie les jours ou vous ferez du sport que les jours où vous n'en ferez pas. Le calcul proposé permet de répartir cette dépense supplémentaire sur l'ensemble des 7 jours de la semaine, plutôt que de proposer une DEJ pour les jours avec sport et une autre DEJ pour les jours sans sport. Techniquement, cela veut dire qu'en sèche vous perdrez plus de poids les jours où vous faites du sport (les jours « on ») et moins les autres jours (les jours « off »). Néanmoins cela n'aura pas d'impact sur vos résultats hebdomadaires. A moins d'être un grand sportif et de rechercher l'optimisation des performances (ou d'avoir déjà un physique qui vous convient à 95%), il n'y a pas d'intérêt à se compliquer la tâche en mangeant différemment les jours « on » et les jours « off ». Nous partirons donc de votre DEJ « moyenne » pour calculer votre déficit ou votre surplus calorique quotidien (ou les calories nécessaires au maintien de votre poids actuel).

C. LE MATERIEL NECESSAIRE

Maintenant que vous avez les formules en main, résumons en quelques mots ce dont vous avez besoin pour faire votre diagnostic corporel. Tout d'abord, il vous faut une balance pour vous peser. Le poids seul n'est pas suffisant, mais cela reste une mesure indispensable. Utilisez n'importe quel pèse-personne vous permettant d'avoir une mesure précise de votre poids.

Le deuxième outil indispensable, nous en avons parlé, est la pince adipeuse. Vous en trouverez pour quelques euros sur Internet[a]. Un ruban pour prendre vos mensurations vous sera également utile. Il vous permettra au moins de suivre votre tour de taille, qui est un bon indicateur complémentaire de progression. Comme je l'ai écrit il y a quelques pages, cet outil vous donnera en outre la possibilité de mesurer vos progrès en termes de masse musculaire en prenant régulièrement (si vous le souhaitez) votre tour de bras, d'épaules, de poitrine, etc. Des rubans destinés à cet usage sont également facilement disponibles sur Internet[b]. Vous pouvez bien sûr acheter ces deux outils ensemble pour seulement

---

[a] Par exemple ici pour moins de 3€ ici : http://amzn.to/2gb0hjq
[b] Comme par exemple ce modèle : http://amzn.to/2fWZaB1

quelques euros[a]. Avec ce maigre investissement à la portée de toutes les bourses, vous serez équipé(e) pour plusieurs années.

Enfin, le dernier outil dont vous aurez besoin est... un miroir ! Surveiller votre silhouette régulièrement vous donnera une idée de votre physique. Mesurer les choses et avoir des données chiffrées, c'est important, mais prendre des mesures qualitatives l'est tout autant. Cependant, comme on se voit régulièrement dans le miroir, il est difficile d'observer la différence, surtout que les changements sont très progressifs. Pour pallier ce problème, il suffit donc de prendre une photo de vous à intervalles réguliers. Prenez vos photos en sous-vêtements, sans contracter vos muscles. Vous n'avez bien sûr pas à partager ces photos avec qui que ce soit. Elles vous permettront néanmoins de voir comment vos efforts auront transformé votre physique. Visualiser ses résultats de cette manière est encore plus motivant que de voir des chiffres augmenter ou baisser au fil des semaines et des mois !

Vous êtes équipé(e) ? Alors il est temps de passer au guide étape par étape pour faire votre diagnostic simplement (et sans avoir besoin d'une calculatrice).

d. LES ETAPES

Pour faire votre diagnostic complet, vous allez donc mesurer votre physique de 4 manières différentes et complémentaires :

- Le poids ;
- La mesure des plis cutanés et le calcul de la composition corporelle ;
- Les mensurations ;
- Les photos.

Ce travail est indispensable en début de parcours, mais également de manière régulière pour mesurer votre progression. Nous en reparlerons

---

[a] Vous trouverez une pince et un ruban de mesure à moins de 5€, frais de port compris à cette adresse : http://amzn.to/2gzzbzj

dans la partie consacrée au suivi (chapitre 7, p.165).

Se peser

Notre poids varie en fonction du moment de la journée, du temps qui nous sépare de notre dernier repas, du stockage de glycogène et de la rétention d'eau. Ne soyez donc pas obsessionnel(le) et ne vous crispez pas sur de petites variations de poids contraires à vos objectifs. Toutefois, pour limiter cet effet, commencez par prendre votre première mesure du poids le matin au réveil après être passé(e) aux toilettes. C'est le meilleur moment pour avoir une mesure influencée de manière limitée par les variables pouvant entraîner des fluctuations naturelles de votre poids. Cette mesure servira de référence de départ à votre projet de transformation corporelle et il faudra vous peser au même moment de la journée pour suivre votre évolution dans les semaines et mois suivants.

Notez bien votre poids dans un fichier ou dans un carnet ainsi que la date de cette mesure. Vous pouvez également utiliser le carnet nutritionnel que je vous ai préparé (pour son utilisation détaillée, consultez la partie IV de ce chapitre, p.127).

Mesurer ses plis cutanés

Munissez-vous de votre pince adipeuse et procédez aux mesures aux trois endroits requis en fonction de votre sexe. Pour chaque site de mesure, faites 2 à 3 relevés et calculez la moyenne. Cela limitera grandement le risque d'erreur. Prenez vos mesures d'un seul côté et faites en sorte de vous en tenir à ce côté par la suite. Sachez simplement que ces mesures sont traditionnellement prises du côté droit du corps. Il faudra prendre vos mesures debout, et sans contracter les muscles.

Commençons par les femmes. Ici, les trois sites de mesure se situent au niveau des triceps, des hanches et des cuisses :

- **Triceps** : Pincez votre peau verticalement, à mi-chemin entre le haut de votre épaule et le coude.

- **Hanche** : Repérez le haut de l'os de votre hanche. Imaginez une ligne verticale partant de l'avant de votre aisselle jusqu'à votre hanche. A deux centimètres au-dessus de l'os de votre hanche, sur cette ligne verticale, pincez votre peau en diagonale pour prendre votre mesure. Cela devrait correspond à un endroit pas tout à fait sur le côté mais légèrement vers l'avant.

Mesures avec la pince adipeuse
Femmes

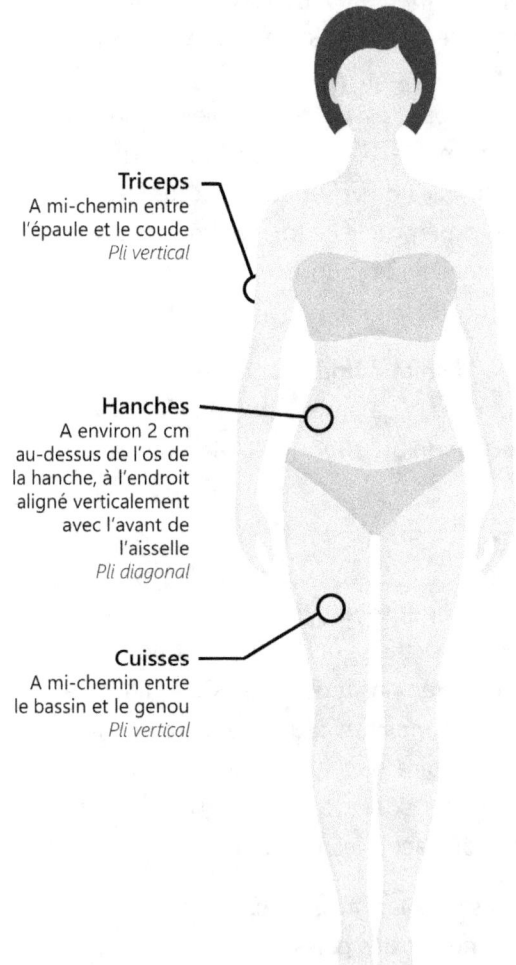

Triceps
A mi-chemin entre l'épaule et le coude
Pli vertical

Hanches
A environ 2 cm au-dessus de l'os de la hanche, à l'endroit aligné verticalement avec l'avant de l'aisselle
Pli diagonal

Cuisses
A mi-chemin entre le bassin et le genou
Pli vertical

- **Cuisse** : A mi-chemin entre votre bassin et votre genou, pincez verticalement votre peau pour prendre votre mesure. Vous pouvez légèrement lever votre jambe (cuisse à 45°) pour faciliter la mesure.

Aidez-vous du schéma ci-contre pour mieux situer ces mesures. Vous pouvez également consulter des vidéos en ligne qui vous donneront une meilleure idée de la manière dont il faut procéder[a].

---

[a] Triceps : https://youtu.be/xJL0ApsuaSo ; Hanche : https://youtu.be/AJU0wr_KrpI ; Cuisse : https://youtu.be/UKjE1umKL3U ;

Pour les hommes, deux des trois sites sont différents. Il vous faudra en effet prendre une mesure au niveau des pectoraux, des abdominaux et des cuisses :

Mesures avec la pince adipeuse
Hommes

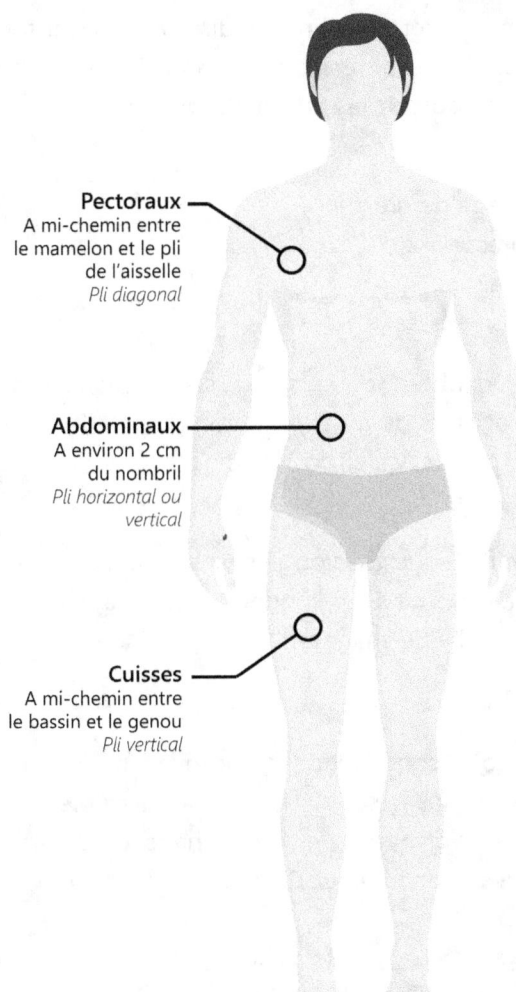

Pectoraux
A mi-chemin entre le mamelon et le pli de l'aisselle
Pli diagonal

Abdominaux
A environ 2 cm du nombril
Pli horizontal ou vertical

Cuisses
A mi-chemin entre le bassin et le genou
Pli vertical

- **Pectoral** : Pincez votre peau en diagonale, à mi-chemin entre le pli de l'aisselle et le mamelon.

- **Abdominaux** : Prenez votre nombril comme point de repère. A environ deux centimètres à droite de celui-ci, pincez votre peau horizontalement ou verticalement pour prendre votre mesure.

- **Cuisse** : A mi-chemin entre votre bassin et votre genou, pincez verticalement votre peau pour prendre votre mesure. Vous pouvez légèrement lever votre jambe (cuisse à 45°) pour faciliter la mesure.

Pour mieux situer ces mesures, vous pouvez vous appuyer sur le schéma proposé ou consulter des vidéos en ligne qui vous donneront une meilleure idée de la manière dont il faut procéder[a].

La prochaine étape consiste à utiliser les données récoltées pour faire les calculs présentés précédemment (voir le point b de cette partie, p.114). Vous pouvez également rentrer ces données directement dans le carnet nutritionnel à télécharger[b], ou utiliser l'outil disponible sur le site web du livre[c]. Vous devriez donc obtenir les informations suivantes à ce stade :

- votre pourcentage de gras ;
- votre masse grasse ;
- votre masse maigre ;
- votre métabolisme basal.

Veillez à noter les valeurs obtenues. Cela vous servira bien sûr de point de départ dans votre processus de transformation corporelle, mais sera également indispensable pour calculer vos besoins en calories à la prochaine étape.

Quels que soient les chiffres que vous obtenez, ne vous démotivez pas et n'essayez pas de tricher. Vous êtes sur la bonne voie et la décision la plus difficile a déjà été prise : celle de changer !

Prendre ses mensurations

Pour cette étape, je vous conseille de prendre au moins une mesure, celle du tour de taille. Si vous le souhaitez, vous pouvez bien sûr être plus exhaustif(ve) en prenant votre tour de cou, de hanches, de bras, de cuisses, de poitrine, d'épaules et de mollets. Cela peut vous donner un

---

[a] Pectoral : https://youtu.be/ZH2M0LNn4hk ; Abdominaux : https://youtu.be/J94W4_rL-IY ; Cuisse : https://youtu.be/HWdcdQ208PA ;

[b] Pour savoir comment télécharger ce fichier, rendez-vous p. 265
[c] Vous trouverez le calculateur à cette adresse : www.nutrition-flexible.fr/calculateur/

aperçu chiffré complet de votre physique, qui servira de point de référence par la suite. Le nombre de sites de mesure pour les mensurations dépend surtout de votre objectif premier (prendre du muscle ou perdre du gras) et des parties de votre corps que vous voulez particulièrement suivre (certain(e)s par exemple veulent pouvoir suivre leur tour de bras ou de cuisses). Néanmoins, il sera inutile de prendre toutes ces mesures régulièrement car cela serait à la fois fastidieux et peu utile. J'insiste encore une fois sur le fait que le tour de taille est un bon indicateur de votre évolution et peut donc très bien suffire (pour certaines notamment, le tour de hanches peut être plus pertinent). Nous reviendrons sur ce point lors de l'explicitation du suivi (chapitre 7, p.165).

Prendre des photos

Même si cela peut vous paraître inutile maintenant, prenez une photo au début de votre parcours. Une photo en sous-vêtement sans contracter les muscles fera l'affaire. Évitez de prendre un cliché juste après un repas ou juste après le sport, car cela pourrait légèrement fausser la donne. Pas besoin d'une photo de grande qualité ou digne d'un professionnel. Il suffit que vous puissiez vous voir en entier, de la tête aux pieds. Vous pouvez bien sûr prendre une photo de face, de côté et de dos pour disposer de tous les angles de vue. Dans quelques mois, vous serez sans doute surpris(e) de la différence entre cette première photo et votre silhouette.

II.   Diagnostic alimentaire

Maintenant que vous avez une idée plus précise de votre composition corporelle, vous allez pouvoir vous attaquer à ce que vous mettez dans votre assiette. Pour faire ce travail, rien de bien compliqué : il vous faut une balance de cuisine[a] et de quoi noter.

---

[a] Vous pouvez trouver des balances électroniques pour environ 20€ voire moins : http://amzn.to/2g25g3a

a. Évaluer ce que vous mangez

Il est très important de prendre conscience de ce que vous mangez de manière habituelle, tant en termes de qualité (quels aliments et boissons consommez-vous ?) que de quantités. Pour avoir une bonne idée de ses repas, je conseille en général de noter les aliments et boissons consommés sur deux ou trois jours. Pesez chaque aliment cru, estimez les centilitres de vos boissons (jus de fruits, alcool, soda, etc.). Notez tout cela dans un carnet ou sur une feuille en indiquant les quantités par repas. N'oubliez pas bien entendu les collations et grignotages. L'objectif de la manœuvre n'est pas de culpabiliser mais bien de prendre conscience des choses et de faire une estimation calorique de votre alimentation pour que vous ayez une bonne idée des quantités consommées habituellement.

Une fois que vous avez fait ce travail sur 2, 3, voire 7 jours maximum, reprenez vos notes. Pour chaque aliment, calculez les calories que la quantité mangée représente. Notez également la quantité de protéines, glucides et lipides de chaque aliment en grammes. Si vous buvez de l'alcool notez la quantité d'alcool en grammes que chaque boisson représente. Pour obtenir les calories, deux options s'offrent à vous. Pour les aliments industriels, il suffit de consulter l'étiquette du produit. Vous trouverez sous forme de tableau ou de texte la quantité de calories, de protéines, de glucides et de lipides pour 100g de produit. Faites les calculs nécessaires pour obtenir les chiffres correspondant à la quantité notée dans votre carnet. Vous pouvez également utiliser le site « les-calories.com »[a] pour les aliments industriels, mais aussi pour tous les produits non transformés (viande, légumes, etc.).

Quand vous aurez votre total calorique ainsi que vos totaux en

---

[a] Rendez-vous sur le site www.les-calories.com, et inscrivez-vous gratuitement pour avoir accès au calculateur en ligne. Cliquez sur l'onglet « calcul » puis sur « notre calculateur » dans le texte de la page. Il vous suffira alors d'ajouter chaque aliment en le sélectionnant dans la très large base de données du site puis d'en indiquer la quantité consommée. Le calcul de votre total de calories et de macronutriments pour chaque repas et pour la journée entière s'effectuera de manière automatique.

termes de protéines, glucides et lipides pour chaque jour, vous disposerez d'une assez bonne idée des quantités que vous consommez généralement au quotidien. Vous constaterez peut-être aussi une proéminence de certains aliments ou de certains comportements alimentaires. Nous allons nous appuyer sur ces chiffres pour les comparer à ceux que vous devrez viser pour atteindre votre objectif dans la partie III à suivre (p.126). De même, nous allons partir de ce que vous mangez pour trouver le meilleur moyen d'élaborer un plan alimentaire facilement applicable dans votre cas.

b. IDENTIFIER LES PROBLEMES

Grâce à ce petit aperçu de la situation, vous allez pouvoir commencer à identifier ce qui pose problème dans votre alimentation. Bien sûr, vous pouvez également déjà avoir conscience de certaines difficultés dans, ou autour, de votre alimentation.

Un premier problème peut être relatif à la surconsommation d'un produit. Peut-être que vous buvez plus de soda que d'eau, que vous mangez beaucoup de biscuits ou que vous succombez au plaisir d'un plateau de fromages trop souvent. Regardez bien ce que vous avez noté. Réfléchissez également à votre alimentation en général. Y a-t-il des produits que vous consommez régulièrement et qui sont très gras ou très sucrés ? Buvez-vous de l'alcool de manière très régulière ? Il faut que vous identifiiez tout produit surconsommé, surtout si ce produit est industriel, très transformé, ou qu'il s'agit d'une boisson assez calorique. Peut-être mangez-vous également certains produits quand vous vous ennuyez, quand vous êtes stressé(e), triste, etc. Cet aspect n'est pas non plus à négliger, certains aliments étant clairement des aliments « confort » qui nous servent à gérer nos émotions. Si vous avez pu mettre le doigt sur certains aliments qui remplissent ces critères, gardez-les en tête pour la suite des opérations.

Une autre problématique classique est relative à la sous-consommation de produits frais. Analysez vos notes. Si les légumes et les fruits sont rares voire absents, il faudra travailler sur cet aspect. Leur absence pose en effet très certainement des problèmes en termes de micronutriments. Si c'est votre cas, il y a fort à parier que vous êtes partiellement déficient(e) en vitamines et minéraux. Dans le même ordre d'idée, regardez votre total protéique pour chaque journée. Si vous êtes à un gramme par kilo de poids de corps ou moins, vous ne favorisez clairement pas votre masse musculaire (ni votre satiété d'ailleurs). C'est un problème assez courant, notamment chez les femmes. Si cela correspond à ce que vous avez noté, il faudra là aussi y remédier dans votre futur plan alimentaire.

Enfin, je tenais à parler de l'aspect social de l'alimentation. Sur les quelques jours que vous avez observés, peut-être les conditions étaient-elles exceptionnellement calmes ou au contraire assez différentes de votre quotidien. Quelles qu'aient été les conditions pendant ces quelques jours, si vous sortez souvent ou que votre profession vous oblige à manger au restaurant, il faudra absolument intégrer cette variable à votre réflexion. En fonction de vos possibilités, vous pourrez soit tenter de diminuer la fréquence de tels événements, soit vous organiser pour les rendre le plus compatible possible avec vos objectifs.

III.   Diagnostic sportif

Le dernier point à éclaircir concerne votre activité physique. Pour la suite des opérations, il faut commencer par connaître le niveau d'activité lié à votre travail. Rien de bien complexe ici : il suffit de déterminer si vous avez un travail manuel, physique, voire en extérieur ou si vous travaillez dans un bureau en étant assis la plupart du temps. Si vous êtes dans le premier cas, il faudra penser à augmenter le coefficient d'activité physique servant à calculer votre DEJ pour prendre en compte ce surplus d'activité. Le plus simple consiste à prendre le coefficient supérieur à celui que vous obtenez en intégrant uniquement votre activité sportive. En fonction des résultats obtenus sur une ou deux semaines, vous pourrez ajuster cette valeur à la hausse ou à la baisse si nécessaire.

Le deuxième point concerne la durée hebdomadaire de votre pratique sportive. Je parle bien sûr d'activité effective, sans prendre en compte les temps de trajet ou le temps aux vestiaires. Estimez le temps que vous consacrez au sport de manière honnête et objective.

Si vous ne pratiquez aucun sport, vous pouvez d'ores et déjà réfléchir à la manière dont vous pourriez commencer une activité physique. Encore une fois, il est indispensable de stimuler vos muscles pour les protéger en cas de sèche et pour favoriser leur croissance si vous voulez prendre du muscle. En termes de choix, vous avez certainement de nombreuses possibilités dans votre environnement. Vous pouvez opter pour des pratiques simples comme le vélo ou la course, ou encore vous orienter vers la musculation. Bien sûr, vous pouvez aussi vous inscrire dans un club pour pratiquer les arts martiaux, le football, l'athlétisme, le volley, le basket, le tennis, la marche nordique, la gymnastique, etc.

Contentez-vous de faire l'inventaire honnête de votre activité physique. Vous pouvez très bien partir de zéro, faire simplement vos trajets quotidiens en vélo ou déjà pratiquer un ou plusieurs sports plusieurs fois par semaine. C'est à partir de ce point de départ que nous allons travailler pour que vous puissiez déterminer votre objectif sportif de manière ambitieuse, mais réaliste.

IV. Utilisation du carnet nutritionnel

Pour terminer ce chapitre, je vais vous guider dans la partie du carnet nutritionnel permettant de faire votre diagnostic. Afin de simplifier la tâche et de faciliter ce travail d'évaluation, je vous conseille bien évidemment d'utiliser ce fichier réservé aux lecteurs de ce livre[a]. Pour le diagnostic vous pouvez également vous contenter d'utiliser l'outil interactif disponible sur le site web du livre[b].

Reprenons les étapes du calcul avec des captures d'écran pour vous aider. Sachez que des consignes sont également incluses dans le

---

[a] Pour savoir comment télécharger ce fichier, rendez-vous p.265.
[b] Vous trouverez le calculateur à cette adresse : www.nutrition-flexible.fr/calculateur/

fichier pour chacune de ses sections.

Commencez par vous rendre sur l'onglet « Diagnostic ». Le premier bloc à remplir concerne vos informations personnelles. Vous devrez y indiquer votre sexe, votre âge, votre poids en kg et votre taille en centimètres. Dans chaque champ, rentrez une valeur numérique, sauf pour le sexe ou vous aurez à choisir dans une liste déroulante. La capture d'écran qui suit vous donne un aperçu de cette section une fois remplie.

Sexe	Masculin
Age	30
Poids (kg)	80
Taille (cm)	180

La deuxième section concerne la mesure de la masse grasse. Ici, vous avez deux options : rentrer les mesures prises avec la pince adipeuse (ce que je vous conseille) ou rentrer directement le taux de gras obtenu avec d'autres outils ou équations. Vous pouvez choisir entre ces deux méthodes dans la première case grâce à un menu déroulant. Si vous choisissez d'utiliser une pince, vous aurez l'indication des trois sites de mesure à prendre à gauche (qui changeront automatiquement en fonction de votre sexe, indiqué plus haut). La ligne permettant de rentrer directement votre taux de gras sera alors hachurée et ignorée pour la suite des calculs. Vous devriez donc obtenir quelque chose s'apparentant à ceci une fois les différents champs renseignés :

Mesure de la masse grasse	Pince adipeuse
Mesure 1 – pectoral (mm)	20
Mesure 2 – abdomen (mm)	30
Mesure 3 – cuisses (mm)	20
Taux de gras (autre mesure)	30

Si vous avez obtenu votre taux de gras par d'autres moyens, choisissez « Entrer le chiffre directement » dans le menu déroulant pour la ligne « Mesure de la masse grasse ». Les champs correspondant aux 3 mesures utilisées pour la pince à plis cutanés seront hachurés et ignorés pour la suite des opérations. Vous obtiendrez alors un tableau ressemblant à celui présenté ci-après.

Mesure de la masse grasse	Entrer le chiffre directement
Mesure 1 – pectoral (mm)	20
Mesure 2 – abdomen (mm)	30
Mesure 3 – cuisses (mm)	20
Taux de gras (autre mesure)	25

La troisième et dernière section qui nous intéresse ici concerne la composition corporelle et le métabolisme, toujours dans l'onglet diagnostic. Grâce aux informations renseignées dans les précédentes sections, vous devriez obtenir votre pourcentage de gras, votre masse grasse ainsi que votre masse maigre. De même dans la deuxième partie de cette section, votre métabolisme de base sera calculé et affiché (voir l'exemple ci-dessous).

Gras (%)	25,00
Masse grasse (kg)	27,50
Masse maigre (kg)	82,50
Métabolisme de base (MB)	2152
Mode de sélection du niveau d'activité physique	
Niveau d'activité physique (au choix)	choisir un niveau d'activité
Niveau d'activité physique (manuel)	
Dépense énergétique journalière (DEJ)	0

Le reste des champs de cette section va dépendre de l'activité physique que vous prévoyez de faire quand vous aurez commencé à mettre en place votre plan alimentaire. Aussi, je ne vais pas développer cet aspect pour le moment puisque cela dépend de l'objectif que vous allez vous fixer concernant le sport. Nous reviendrons bien entendu sur ces éléments et sur le reste de l'onglet diagnostic dans le prochain chapitre, quand vous aurez élaboré un plan d'action.

V. En résumé

Et voilà, c'était un peu long, mais nous avons fait le tour de la phase de diagnostic. Pour certains éléments, il vous suffit de mesurer, pour d'autres, comme l'alimentation ou le sport, il vous faudra analyser les choses un peu plus en profondeur, afin d'avoir une idée précise de votre point de départ. Quel que soit votre situation actuelle, vous pourrez atteindre vos objectifs si vous partez d'un diagnostic sérieux, précis et honnête en suivant la méthode proposée dans ce chapitre. Prenez donc le temps de faire un diagnostic complet, aidez-vous des outils que je vous ai préparés et soyez prêt(e) à fixer votre premier objectif de transformation physique !

Chapitre 6.
ÉLABORER UN PLAN D'ACTION

Vous avez désormais une idée précise de votre point de départ. A partir de ces données, vous allez pouvoir élaborer un plan d'action précis et efficace. Comme je l'ai déjà souligné au début du livre, il vaut mieux prendre un peu de temps pour élaborer un plan alimentaire, plutôt que de compter les calories. En effet, si vous comptez les calories, en vous aidant par exemple d'applications mobiles, vous allez naviguer à vue, devoir en permanence réfléchir à ce que vous mangez et prendre des décisions sur ce qui est « autorisé » et ce qui n'est pas compatible avec votre objectif. Autant évacuer toutes ces questions immédiatement et préserver votre volonté et votre énergie pour les imprévus.

D'ailleurs, l'intérêt de la planification est souvent évident pour tout projet dans un domaine autre que celui de la nutrition. Agissez-vous sans plan, sans réflexion préalable et sans stratégie au travail ? Vous contentez-vous de simplement gérer les choses au fur et à mesure ? Je suis prêt à parier que ce n'est pas le cas, au moins pour les grands projets – et pour le reste, vous gagneriez sans doute en efficacité et en sérénité avec un peu d'organisation et de planification. Une transformation physique est un grand projet, avec beaucoup d'enjeux et beaucoup de difficultés potentielles. Il faut donc développer une vision stratégique pour s'assurer d'arriver à bon port. Pour cela, il faut comprendre les différentes variables en jeu (c'était l'objet de la première partie du livre), faire un état des lieux (cf. le précédent chapitre p.109) puis planifier son action (ce que nous allons faire maintenant).

Je vais donc commencer par vous guider dans la fixation de votre objectif, en m'appuyant sur tout ce que nous avons vu depuis le début du livre. Ensuite, nous passerons à la planification de l'alimentation, mais aussi de l'activité physique. Vous êtes prêt(e) ? Alors c'est parti !

I.   Fixer son objectif

Comme nous avons déjà détaillé les grandes lignes d'un régime alimentaire flexible dans le chapitre 4 (p.95), je vous propose ci-après un guide très simple et direct pour fixer votre objectif.

Vous savez normalement où vous vous situez en termes de pourcentage de gras grâce aux mesures et aux calculs réalisés lors du diagnostic. Pour savoir s'il faut plutôt commencer par une sèche ou une prise de masse, appuyez-vous sur les critères suivants :

- Si vous êtes au-dessus de **10% de gras pour les hommes ou 20% pour les femmes**, je vous conseille d'entamer une **sèche** jusqu'à arriver à peu près à ces taux de gras.

  o Une fois que vous aurez atteint ces chiffres, vous pourrez poursuivre votre sèche si vous estimez avoir assez de masse musculaire (et que vous voulez avoir plus de définition musculaire). Dans ce cas, un taux de gras soutenable et sain minimal se situe aux alentours de 7-8% pour les hommes et 16-17% pour les femmes. Si toutefois vous estimez ne pas avoir assez de muscle une fois à 10%/20% de gras, vous pourrez, en effectuant une phase de transition, passer en prise de masse.

- Si votre taux de gras se situe aux alentours de **10% ou moins pour les hommes et de 20% ou moins pour les femmes**, vous pouvez entamer une prise de masse jusqu'à atteindre 15-17% de gras pour les hommes et 25-27% pour les femmes.

   o Après avoir atteint ces chiffres, vous devrez alors entamer une sèche pour revenir à un taux de gras plus faible tout en conservant un maximum de la masse musculaire acquise.

Vous voilà désormais fixé(e) par rapport à votre masse grasse. Cependant, vous pouvez très bien être satisfait de votre physique à 12 ou 13% de gras pour un homme, ou à 22% pour une femme. La question est simplement de savoir où se situe le physique que vous souhaitez atteindre en termes de composition corporelle et de masse musculaire. Vous pouvez de même être satisfait(e) de votre masse musculaire actuelle et ne vouloir que perdre du gras. Dans ce cas, une simple sèche sera suffisante. Si en revanche vous désirez prendre du muscle, vous aurez probablement besoin de faire une prise de masse suivie d'une sèche, afin de vous débarrasser du gras que vous prendrez nécessairement durant la prise de masse (il est impossible de gagner uniquement du muscle, mais on peut néanmoins le favoriser par rapport au gras).

Ainsi, commencez par fixer votre premier objectif. Une fois celui-ci atteint, vous pourrez faire un nouveau bilan et décider si vous êtes satisfait(e) de votre physique. Si c'est le cas, vous pourrez passer en phase de maintien. Sinon, vous pourrez vous fixer un second objectif dans votre projet global de transformation physique.

a. L'ACTIVITÉ PHYSIQUE

Avant de pouvoir fixer le total calorique à consommer par jour ainsi que le contenu de votre alimentation, il faut que vous définissiez votre degré d'activité physique. En effet, pour calculer votre DEJ, vous avez besoin de déterminer votre coefficient d'activité physique (voir le chapitre précédent). De plus, le sport est indispensable pour protéger ou développer votre muscle tout en vous débarrassant du gras superflu.

Déterminer le type et la quantité d'activité physique

Mon objectif n'est pas ici de vous prescrire une quantité de sport idéale dans l'absolu. Partez de votre réalité, de ce que vous faites (ou ne faites pas) actuellement et du temps que vous pouvez dégager pour faire du sport. Évidemment, ce n'est pas une raison pour vous dire « je n'ai pas le temps de faire du sport » : si vous voulez changer de physique, vous *devez* faire de la place dans votre emploi du temps pour de l'activité physique. Soyez intelligent(e) : vous n'avez pas besoin de faire tout votre sport hebdomadaire le même jour, ou de faire du sport par tranches de 2 heures. Vous pouvez très bien consacrer quatre demi-heures par semaine à une activité physique, ou au contraire faire des séances d'1h30. Selon votre cas de figure, vous pouvez vous appuyer sur les conseils suivants :

- **Vous ne faites pas de sport** : je vous conseille de commencer par 2h de sport par semaine (ou plus si vous le souhaitez). Trouvez une activité qui vous plaît. Si vous avez besoin de flexibilité, vous pouvez vous tourner vers les salles de sport, la piscine, le vélo, etc. Si au contraire vous êtes plus disponible, vous pouvez chercher un club de sport qui propose votre activité préférée. Si vous n'avez pas de préférences particulières, je vous invite à vous mettre à la musculation, pour stimuler tous vos muscles et optimiser votre progression.

- **Vous pratiquez déjà un sport** : vous pouvez continuer comme d'habitude ou choisir d'augmenter légèrement la voilure. Intégrer de la musculation à votre programme peut être intéressant, soit pour cibler certaines zones du corps peu stimulées par votre sport, soit au contraire pour renforcer spécifiquement ou globalement votre condition physique afin de vous aider dans votre pratique sportive.

Vous pouvez bien entendu également intégrer des activités cardio pour compléter votre programme selon vos préférences. Ce n'est pas indispensable, mais peut constituer un complément intéressant. Je vous invite à relire la partie III-a du chapitre 1 à ce sujet (p.22). Notez également que si vous voulez regrouper des séances de cardio avec des séances de musculation, il vaut mieux effectuer la musculation **avant** de monter sur un tapis de course ou d'enfourcher un vélo stationnaire[200]. L'essentiel est ici aussi d'avoir un plan d'action détaillé. Cela se traduit par un nombre de séances de sport déterminé, ainsi qu'une durée et un contenu préétablis.

Soyez raisonnable et progressez petit à petit en quantité et en intensité selon vos sensations. Il faut que vous preniez en compte votre condition physique actuelle : il ne s'agit pas de devenir un triathlète du jour au lendemain, mais de s'assurer de progresser sur le long-terme, tout en restant motivé(e). N'hésitez pas à tester différents sports, activités physiques et configurations. Trouvez des activités qui vous plaisent, amusez-vous et faites-vous plaisir ! Pensez à respecter vos contraintes horaires en profitant par exemple de la pause de midi pour faire un peu de sport.

Enfin, si vous avez un travail physique, prenez ce paramètre en compte et considérez que cela représente une heure de sport par semaine. Selon vos résultats, vous pourrez ajuster ce chiffre à la hausse ou à la baisse par la suite.

Calculer votre DEJ

Une fois que vous aurez décidé des activités sportives que vous allez faire chaque semaine et du nombre d'heures que vous allez y consacrer, vous pouvez sélectionner le coefficient correspondant à votre activité physique. Pour rappel, voici les coefficients à utiliser :

- 1,1 : sédentaire (<1h d'activité physique par semaine)
- 1,2 : activité modeste (1 à 3h d'activité physique par semaine)
- 1,35 : activité modérée (4 à 6h d'activité physique par semaine)
- 1,45 : très actif (6 à 7h d'activité physique par semaine)

- 1,6 et plus (plus de 7h d'activité physique par semaine)

Il vous suffit de multiplier le chiffre de votre métabolisme basal par le coefficient qui correspond à votre activité pour obtenir votre DEJ (voir la partie I- b du chapitre 5 p.114).

Quelques conseils complémentaires pour réussir

Afin de réussir votre transformation physique il faut vous fixer un objectif sportif réaliste, progressif, et appréciable. Prenez en compte le fait que vous aurez besoin de récupérer entre vos séances. Évitez donc de caler 4h de sport sur deux jours si possible (à moins d'être un athlète qui s'entraîne plus de 10h par semaine bien sûr). Le repos et la récupération font partie de l'entraînement et de la progression. C'est en effet pendant le repos que le corps répare et éventuellement développe la masse musculaire (notamment lorsqu'on est en excédent calorique).

Pour savoir quelles sont réellement vos disponibilités, consultez votre agenda ou notez toutes les activités que vous faites typiquement du lever au coucher, de la douche au déjeuner en passant par le temps dans les transports, le brossage des dents et le travail. Si vous avez des « trous » ou des moments où vous procrastinez, il peut être pertinent de caler des séances de sport sur ces plages horaires. Bien sûr, laissez-vous aussi du temps pour ne « rien faire » et pour vous détendre (il est essentiel de garder des marges de manœuvre et des temps de « respiration » entre diverses activités). Ce travail permet simplement de repérer les opportunités en termes de temps. Vous pouvez également vous lever légèrement plus tôt ou profiter de la pause déjeuner pour faire du sport. Les personnes qui le font sont plus réactives au travail, de meilleure humeur, plus heureuses et plus productives[201]. Autant donc profiter du sport pour être plus efficace et épanoui au travail et faire d'une pierre deux coups ! Faire ses trajets en vélo est également une option intéressante pour augmenter la quantité d'activité physique si vous n'habitez pas trop loin de votre travail ou que vous ne vivez pas dans une ville excessivement polluée. Le temps consacré au sport est un temps bien investi qui vous apportera de la relaxation, des bénéfices en termes de santé, et vous permettra d'atteindre vos objectifs de transformation physique. Et encore une fois, prenez le temps d'expérimenter pour trouver le sport qui vous convient, tant en termes de flexibilité, que d'amusement et de sensations.

Un autre élément important lié au précédent consiste à faire de ces séances des rendez-vous comme les autres, c'est-à-dire des engagements que vous ne raterez qu'à cause d'impératifs exceptionnels. Notez vos séances de sport sur votre agenda et tenez-vous-y. Partagez si possible ces activités avec des amis ou des collègues, car cela constituera une source de motivation et d'engagement supplémentaire. Comme pour tout projet, je vous invite également à noter le contenu ou au moins la fréquence de vos séances. Pour la course à pied, le vélo, ou la musculation, vous pouvez même noter le détail de vos séances ou obtenir des informations concernant vos performances grâce à votre smartphone. Quantifier ses progrès est intéressant et peut vous aider à progresser dans votre activité.

Pour renforcer encore votre motivation, vous pouvez aussi prendre un peu de temps pour trouver un modèle qui vous inspire en termes de performances sportives ou de physique et qui est en cohérence avec vos objectifs de transformation corporelle. Si vous arrivez à identifier un modèle réaliste et atteignable pour vous, ne serait-ce que dans quelques années, cela peut être un outil de remotivation très efficace si vous perdez un peu le sens de votre démarche et l'envie de faire les efforts nécessaires pour avancer.

Enfin, ne soyez pas binaires : les choses ne sont pas à voir en noir et blanc. Si vous n'avez pas le temps pour faire votre séance complète, vous pouvez soit la décaler, soit faire 30 min de sport au lieu d'1 heure par exemple. Même si cela apporte moins de bénéfices, ce sera « toujours ça de pris ». Chaque pas vers votre objectif est important et il s'agit de faire de son mieux, et non d'être parfait en tout point tout le temps. Pour faire simple, une séance incomplète ou non réalisée n'es pas synonyme d'échec total et ne doit pas justifier un abandon de vos objectifs : c'est juste un petit accroc sur votre route.

b. Objectif seche

Grâce au travail de diagnostic, vous avez peut-être constaté qu'il était intéressant pour vous d'entamer une sèche. En effet, si vous êtes au-dessus des taux de graisse corporelle indiqués précédemment, c'est la meilleure option. Je vais reprendre ici de manière synthétique les différents points à respecter pour atteindre cet objectif de perte de gras. Si vous voulez vous rafraîchir la mémoire avec des détails complémentaires, rendez-vous p.96. Je vous propose également une fiche de synthèse de la sèche en annexe (p.268).

Le déficit calorique

Vous avez calculé votre MB lors du diagnostic et évalué votre DEJ en vous penchant sur votre activité physique. Nous allons utiliser ces chiffres pour établir un objectif calorique. Pour pouvoir perdre du poids, il faut que vous consommiez moins de calories que vous n'en dépensez au quotidien. Pour que les choses avancent suffisamment rapidement et de manière efficace (en privilégiant la perte de gras et en protégeant votre masse musculaire), visez un déficit calorique d'environ 20 à 25% par rapport à votre DEJ. Mais attention, veillez à ne pas tomber en dessous de votre métabolisme de base pour ne pas que votre corps se mette en mode « famine » et bloque votre progression en s'attaquant à votre masse musculaire malgré des privations importantes. Sachez que si vous pratiquez 1 à 3h d'activité physique par semaine, vous ne pourrez mathématiquement pas appliquer de tels déficits. Prenons un exemple simple. Pour un homme ayant un MB basal de 2000kcal et pratiquant 2h de sport par semaine, on obtient une DEJ de 2400kcal (1,2 x 2000). Si on enlève 20% de ces 2400kcal on arrive à 1920kcal (2400 – 480). Dans ce cas on peut donc soit commencer directement au métabolisme basal ou au contraire être un peu plus progressif avec déficit de 10 ou 15% seulement par rapport à la DEJ.

Les macronutriments

Lorsqu'on est en sèche, il est important de protéger sa masse musculaire. C'est pour cela que c'est lors de cette phase que la consommation de protéines sera proportionnellement la plus importante. Essayez de viser le chiffre de 2,4g/kg de poids de corps pour les protéines. Si vous êtes en surpoids important (à partir de 25% pour les hommes et 30% pour les femmes) vous pouvez baisser ce chiffre en visant au moins vers 1,8g/kg de poids de corps. C'est vraiment sur les protéines que vous devez vous focaliser en premier lieu. Pour les lipides et les glucides, comme je l'ai déjà expliqué, il est préférable de limiter les graisses et de favoriser les glucides, autant pour faciliter vos séances de sport que pour favoriser la satiété. Les ratios conseillés sont les suivants :

- 40% de protéines
- 40% de glucides
- 20% de lipides

Selon vos préférences et vos sensations, vous pouvez régler l'équilibre entre lipides et glucides différemment, bien entendu. Cherchez simplement autant que possible à atteindre l'objectif donné au niveau des protéines. N'en faites néanmoins pas non plus une obsession : vous pouvez être légèrement sous les chiffres proposés sans soucis. Faites simplement en sorte de ne pas enlever un tiers ou plus de la quantité de protéines préconisée. Nul besoin d'être excessivement zélé(e) sur les chiffres : tant que vos calories sont à peu près sur la cible et que vous consommez suffisamment de protéines, tout va bien.

Rythme de progression

Avec une telle approche, vous devriez perdre 500g à 1kg par semaine environ. Si votre surcharge pondérale est importante, vous pouvez perdre jusqu'à 2kg hebdomadaires dans les premiers temps sans aucun souci. Votre objectif doit être de poursuivre votre sèche jusqu'à atteindre un taux de gras qui vous satisfasse, ou suffisamment bas (environ 10% pour les hommes et 20% pour les femmes) pour pouvoir entamer une éventuelle prise de masse.

c. OBJECTIF PRISE DE MASSE

Grâce au travail de diagnostic, vous avez peut-être au contraire constaté qu'il était temps pour vous d'entamer une prise de masse pour augmenter votre masse musculaire. En effet, si vous avez un taux de gras suffisamment bas, vous êtes en bonne position pour développer vos muscles en limitant la prise de gras. Je vais reprendre ici de manière synthétique les différents points à respecter pour atteindre cet objectif de prise de masse. Si vous voulez vous rafraîchir la mémoire avec des informations complémentaires, rendez-vous p.99. Je vous propose également une fiche de synthèse de la prise de masse en annexe (p.269).

Le surplus calorique

Sur la base de votre MB et de votre DEJ calculés précédemment, nous allons pouvoir établir ensemble un objectif calorique. Pour pouvoir perdre du poids, il faut que vous consommiez plus de calories que vous n'en dépensez au quotidien. Pour que les choses avancent suffisamment rapidement et de manière efficace (en privilégiant la prise de muscle et en limitant la prise de gras), visez un surplus calorique d'environ 5 à 10% par rapport à votre DEJ. Si vous voulez être prudent(e), commencez par 5% de surplus et augmentez éventuellement ce chiffre si vous ne prenez pas suffisamment de poids chaque semaine.

Les macronutriments

Lorsqu'on est en prise de masse, il est important d'apporter les « briques » nécessaires à la construction de muscle, c'est-à-dire les acides aminés qui composent les protéines. La consommation de protéines sera donc importante en valeur absolue lors de cette phase (mais pas forcément en proportion). Essayez de viser le chiffre de 2g/kg de poids de corps pour les protéines. C'est vraiment sur ce macronutriment que vous devez vous focaliser en premier lieu. Pour les lipides et les glucides, comme expliqué précédemment, il est préférable de limiter les graisses et de favoriser les glucides afin de faciliter la pratique sportive. De plus, en prise de masse les lipides sont très facilement transformés en graisse, alors qu'il est plus difficile de transformer des glucides en graisse[116] (cela nécessite en effet beaucoup plus d'énergie car il y a un véritable coût de transformation). Les ratios que je vous conseille sont les suivants :

- 25% de protéines
- 57% de glucides
- 18% de lipides

Selon vos préférences et vos sensations, vous pouvez régler l'équilibre entre lipides et glucides différemment. En effet, malgré les données scientifiques présentées en première partie, certaines personnes ont de meilleures sensations et de meilleures performances sportives en augmentant les lipides et en baissant les glucides. Certains vont au contraire se sentir fatigués en mangeant peu de glucides. Cherchez simplement autant que possible à atteindre l'objectif en termes de protéines. N'en faites pas non plus une obsession : vous pouvez être légèrement sous ou au-dessus des chiffres proposés sans soucis. Faites juste en sorte de ne pas trop revoir à la baisse le chiffre proposé pour les protéines. En effet, si vous n'avez pas assez de protéines dans votre alimentation, l'excès calorique vous fera construire plus de gras que de muscle. Restez pragmatique : tant que vos calories sont à peu près sur la cible et que vous consommez suffisamment de protéines, vous êtes dans le vert.

Rythme de progression

Avec une telle approche, vous devriez prendre environ 250g à 500g par semaine pour les hommes et 125g à 250g pour les femmes. Ce sont des fourchettes, mais faites attention à ne pas les dépasser de manière importante trop régulièrement. Cela signifierait que vous prenez plus de gras que de muscle. Vous pourrez de toute manière le vérifier et le quantifier à travers le suivi que nous allons vous proposer au prochain chapitre.

d. UTILISATION DU CARNET NUTRITIONNEL

Ici aussi j'ai tenté de vous simplifier les choses grâce au carnet nutritionnel à télécharger[a]. Vous pouvez bien entendu faire les calculs manuellement ou vous rendre sur le site du livre où un calculateur interactif est à votre disposition[b].

Composition corporelle et métabolisme

Reprenez votre travail à l'onglet diagnostic, que vous aviez commencé à remplir au chapitre précédent (voir p.127). Dans la section « Composition corporelle & métabolisme », votre composition corporelle ainsi que votre métabolisme de base doivent déjà être calculés par le fichier. A la ligne « Mode de sélection du niveau d'activité physique », vous avez le choix entre le fait de rentrer directement un coefficient ou le fait de choisir le nombre d'heures de sport (ce qui attribuera un coefficient automatiquement en fonction de votre choix dans une liste déroulante). Il ne s'agit ici que d'un choix sur la manière dont vous allez rentrer un coefficient dans les prochaines lignes. Vous pouvez bien sûr modifier ce choix à tout moment. Rentrer le coefficient manuellement peut servir à ajuster plus finement les calculs en fonction des résultats que vous obtiendrez. Selon le choix effectué, une des deux prochaines lignes sera hachurée et ignorée pour la suite des opérations. Pour commencer, je vous conseille de vous en tenir au choix des coefficients proposés dans la liste grâce à l'option « Nombre d'heures de sport ». Si vous choisissez cette option, vous devrez cliquer dans la case blanche sur la ligne « Niveau d'activité physique (au choix) ». Une liste déroulante s'affichera afin que vous puissiez indiquer le nombre d'heures de sport que vous comptez pratiquer chaque semaine. Votre DEJ sera alors calculée et affichée dans la dernière ligne de cette section. Vous devriez obtenir quelque chose de cet ordre :

---

[a] Pour savoir comment télécharger ce fichier, rendez-vous p.265.
[b] Rendez-vous sur www.nutrition-flexible.fr dans la rubrique « Outils ».

Gras (%)	25,00
Masse grasse (kg)	27,50
Masse maigre (kg)	82,50
Métabolisme de base (MB)	2152
Mode de sélection du niveau d'activité physique	Nombre d'heures de sport
Niveau d'activité physique (au choix)	4h à 6h d'exercice par semaine — 1,35
Niveau d'activité physique (manuel)	
Dépense énergétique journalière (DEJ)	2905

Si au contraire vous avez opté pour l'entrée manuelle d'un coefficient, vous devrez l'indiquer dans la ligne « Niveau d'activité physique (manuel) ». Basez-vous sur les coefficients proposés précédemment (voir « Calculer votre DEJ » p.135) pour trouver le coefficient qui vous convient. Vous devriez alors obtenir quelque chose de ce style :

Gras (%)	25,00
Masse grasse (kg)	27,50
Masse maigre (kg)	82,50
Métabolisme de base (MB)	2152
Mode de sélection du niveau d'activité physique	Rentrer directement un coefficient
Niveau d'activité physique (au choix)	choisir un niveau d'activité
Niveau d'activité physique (manuel)	1,4
Dépense énergétique journalière (DEJ)	3013

Nous pouvons désormais passer au calcul de votre objectif nutritionnel grâce à la section suivante de l'onglet « Diagnostic ».

Objectif nutritionnel, calories et rythme de progression

La rubrique suivante s'intitule « Objectif nutritionnel » et vous permet de fixer votre objectif : sèche, prise de masse ou maintien. Grâce aux informations que vous avez déjà fournies au fichier, un objectif vous est suggéré : soit une sèche, soit une prise de masse (le fait de décider de se maintenir à un certain pourcentage de gras étant subjectif, le fichier n'est pas en capacité de vous suggérer cette option). Ceci n'étant qu'une proposition, il vous faudra tout de même définir votre objectif grâce aux autres cases de la section. Dans la colonne « Choix des valeurs caloriques », vous pouvez opter pour un mode manuel ou automatique. Si vous optez pour le mode automatique, il faudra sélectionner un préréglage dans la colonne suivante : sèche, prise de masse ou maintien. Votre objectif calorique quotidien sera alors calculé en fonction de préréglages et affiché dans la section suivante. Si vous avez choisi cette option, vous obtiendrez cet affichage pour une sèche :

Objectif conseillé		Sèche	
Sélection de l'objectif	Choix des valeurs caloriques	Selection du préréglage	Sélection manuelle (calories en plus ou en moins en %)
	Automatique	Sèche	-9

Si vous avez opté pour le mode manuel, vous devrez indiquer le pourcentage de déficit ou de surplus calorique que vous souhaitez mettre en place par rapport à votre DEJ. Ici, on a par exemple indiqué un déficit de 10% (pour indiquer un déficit, il suffit de taper un moins avant le chiffre) :

Objectif conseillé		Sèche	
Sélection de l'objectif	Choix des valeurs caloriques	Selection du préréglage	Sélection manuelle (calories en plus ou en moins en %)
	Manuel	Sèche	-10

Grâce à ce travail vous obtiendrez le total calorique de vos journées dans la section suivante, ainsi que la composition de votre alimentation en termes de macronutriments, selon les proportions conseillées précédemment. Notez que si vous avez rentré manuellement un déficit calorique trop important vous faisant tomber sous votre MB, le total calorique de la journée sera indiqué en rouge. Révisez alors votre taux de déficit calorique dans la section précédente ou passez en mode automatique (le mode automatique est configuré pour ne pas passer en dessous du MB et vous indiquera le déficit réel appliqué en fonction des possibilités). Toujours en gardant notre exemple de sèche avec une sélection automatique du déficit, voilà ce que nous affiche le fichier :

	kcal	DEJ+/−	
Total calorique	2324	-20 %	
MACRONUTRIMENTS	grammes	kcal	%
Protéines	232	930	40
Glucides	232	930	40
Lipides	52	465	20

Évidemment, comme je l'ai déjà souligné, vous pourrez ajuster les proportions de macronutriments lorsque vous ferez votre plan alimentaire. Le fichier vous propose simplement les taux que je vous donne depuis le début de cet ouvrage.

Enfin, intéressons-nous à la dernière section de l'onglet « Diagnostic » qui vous donne automatiquement des indications sur la manière de progresser vers votre objectif. Dans cette partie, le fichier reprend les suggestions que j'ai pu vous indiquer en termes de rythme de progression. Vous trouverez également des indications concernant le moment où il peut être intéressant de modifier et d'arrêter votre sèche ou votre prise de masse. Ces suggestions prennent en compte votre sexe et votre taux de masse grasse. Voici un exemple pour un homme à 25% de gras entamant une sèche :

Rythme conseillé	-500g à -1kg par semaine	Choisissez le mode manuel
Quand modifier	Baisser l'apport de 50 à 100kcal si vous ne perdez plus de poids	Baisser l'apport de 50 à 100kcal si vous ne perdez plus de poids
Quand arrêter	Quand vous êtes à 10% de gras	Quand vous êtes à 10% de gras

Si vous choisissez le mode automatique pour définir votre objectif, les indications seront visibles dans la colonne de gauche, si vous avez choisi le mode manuel, les conseils seront indiqués à droite (une des deux colonnes sera hachurée selon le cas).

Et voilà, nous avons parcouru l'intégralité de la section « Diagnostic » du fichier ! Vous devriez désormais y voir plus clair et être en mesure de passer à l'élaboration de votre plan alimentaire. Sachez que vous pouvez bien sûr refaire un diagnostic à n'importe quel moment en remplaçant les informations rentrées précédemment. Si vous avez des questions ou des difficultés pour utiliser le fichier, n'hésitez pas à me contacter[a].

II.   Le plan alimentaire

Nous voilà arrivés à une phase très importante dans votre démarche : l'élaboration de votre plan alimentaire. Grâce à la phase de diagnostic, vous savez désormais si vous voulez vous orienter vers une sèche ou une prise de masse. Pour progresser, il va falloir que vous atteigniez votre objectif quotidien en termes de calories jour après jour, pendant toute la période nécessaire à l'atteinte de votre but (qui peut représenter une première étape ou votre objectif final). Vous rencontrerez nécessairement des difficultés, la vie nous réservant toujours des surprises. J'aborderai le sujet en détail un peu plus tard (voir le chapitre 8 p.183 et le chapitre 9 p.207), histoire de ne pas tout mélanger et de vous proposer une procédure claire dans ce chapitre.

Comme nous l'avons vu un peu plus tôt, compter les calories au fur et à mesure est une mauvaise idée car cela nécessite des prises de décision permanentes qui peuvent être épuisantes. Il est par ailleurs difficile d'évaluer le nombre de calories d'un repas[55–58] ou d'un aliment sans entraînement. Pour être juste, une telle approche implique donc une mesure fastidieuse des aliments au fur et à mesure. De plus, il est difficile d'atteindre des objectifs de macronutriments de cette manière et donc l'objectif calorique. Avec ce genre d'approche, vous pouvez également vous retrouver dans la situation où vous aurez consommé toutes vos calories de la journée à 16h (ou il pourra au contraire vous rester 800kcal

---

[a] bastien.wagener@nutrition-flexible.fr

à manger à 22h si vous êtes en prise de masse). Bref, la planification est plus efficace. Je vous invite à relire notamment le premier chapitre du livre pour en savoir plus à ce sujet (p.15).

Pour que vous ne soyez pas dégoûté(e) du fait de manger tous le temps les mêmes plats, vous devez vous préparer plusieurs options parmi lesquelles choisir. Néanmoins, nous sommes des êtres d'habitudes et nous mangeons déjà souvent les mêmes choses. Si vous avez fait le diagnostic de votre alimentation sur plusieurs jours, vous avez dû le constater. Réfléchissez à vos repas sur les dernières semaines : à quelques variations près, certains menus et certains aliments doivent nécessairement être présents de manière récurrente. Faire un plan alimentaire proposant 2 versions de chaque repas doit donc couvrir vos envies de variété tout en vous facilitant la vie. Vous éviterez ainsi de réfléchir à ce que vous allez manger en prenant en compte les macronutriments et les calories. Vous aurez prévu vos options à l'avance et il vous suffira d'appliquer le plan tout en puisant dans une offre de repas limitée, mais satisfaisante.

Selon vos conclusions lors du diagnostic de votre alimentation, vous pouvez soit choisir de vous lancer directement dans un plan alimentaire complet, soit décider de modifier légèrement votre alimentation pour vous passer de certaines choses (ou en réduire la quantité) ou pour augmenter la quantité de certains aliments. Cela peut représenter une première baisse/augmentation calorique globale, ou juste une réorganisation de votre alimentation d'un point de vue qualitatif.

Certain(e)s choisirons par exemple de commencer par réduire leur consommation d'alcool, de soda ou de biscuits. A l'inverse, d'autres chercheront dans un premier temps à manger plus de protéines ou à remplacer une partie de leurs féculents par des légumes. Pour d'autres encore, il s'agira de réduire le nombre de plats préparés industriels ou la fréquence de consommation de repas à emporter. Vous pouvez aussi bien entendu vous lancer immédiatement dans l'élaboration d'un plan alimentaire pour profiter de votre motivation actuelle et vous engager directement et complètement sur la voie d'une transformation corporelle.

Il n'y a pas une façon de procéder supérieure à une autre. Si vous vous lancez directement dans un plan alimentaire et que vous vous y tenez, vous aurez des résultats plus vite. Mais si cela vous semble représenter trop de changements trop vite, je vous invite plutôt à commencer par modifier les quelques points « problématiques » identifiés dans votre alimentation, tout en mettant en place votre nouvelle organisation sportive. Il vaut mieux arriver à destination en prenant quelques semaines pour faire des changements progressifs que de se lancer directement et se décourager au bout de quinze jours. Faites confiance à votre intuition sur ce sujet.

Vous pouvez quoi qu'il en soit faire votre plan alimentaire « pour voir », puis le comparer à votre bilan alimentaire pour voir si le changement vous semble trop radical pour être immédiatement appliqué. Si c'est le cas, prévoyez donc une phase d'introduction avec une modification qualitative ou quantitative de certains aliments avant de vous lancer complètement dans un plan alimentaire. Détaillons précisément en quoi consiste cette phase d'introduction optionnelle avant de nous attaquer à l'élaboration d'un plan en tant que tel.

a. Phase d'introduction optionnelle

Pour commencer, reprenez votre diagnostic alimentaire. Vous devriez avoir noté ce que vous avez mangé et bu sur au moins deux jours. Vous devriez également avoir un total calorique et les proportions en macronutriments pour chacune de ces journées. Il vous suffit désormais d'effectuer une petite analyse rapide. Pour ce faire, répondez aux questions suivantes :

-   **Quelle est la différence entre le total calorique de ces journées et votre DEJ, telle que vous l'avez calculée précédemment ?** *Si la différence est importante (à partir de 300kcal) il peut être pertinent de passer par une phase d'introduction.*

-   **Les proportions de macronutriments de votre alimentation actuelle sont-elles très éloignées de votre objectif ?** *Si par exemple vous mangez très peu de protéines, il peut être intéressant de* commencer par une phase d'introduction où vous les augmenterez progressivement en diminuant dans le même temps les lipides, voire les glucides.

- **Votre consommation d'alcool ou de boissons sucrées représente-t-elle une part importante de votre total calorique ?** *Si c'est le cas, vous pouvez commencer par réduire ces boissons en les remplaçant partiellement par de l'eau pour finir par les limiter à une part faible de votre apport calorique.*

- **Mangez-vous un type d'aliment peu intéressant en termes de micronutriments de manière importante (comme des biscuits, gâteaux, chips, etc.) ?** *Si c'est le cas, vous pouvez là aussi commencer par baisser la quantité du ou des aliments en question. Si vous n'arrivez pas à vous modérer quand vous ouvrez un paquet, cessez d'en acheter et finissez les boîtes présentes dans vos placards petit à petit (en prenant des portions plus petites) avant de commencer à mettre en place un plan alimentaire. Il sera plus simple de ne pas grignoter le soir ou en pleine journée si vous n'avez pas ce produit dans vos placards et que vous devez aller au supermarché pour l'acheter (si le supermarché est ouvert à ce moment-là). De plus cela évitera de saper votre volonté[22].*

- **Votre alimentation est-elle constituée d'une grande quantité de plats préparés industriels ?** *Si c'est le cas, commencez par réduire leur nombre en faisant vous-même la cuisine. Si vous n'avez pas beaucoup de temps la semaine, préparez de grosses portions le week-end que vous diviserez en plusieurs repas pour la semaine à venir. Tentez ainsi de réduire la proportion de plats industriels jusqu'à ce que leur consommation devienne exceptionnelle.*

Si vous avez répondu « oui » à l'une des questions précédentes, vous pourrez bénéficier d'une phase d'introduction qui vous permettra de travailler sur ces problématiques dans un premier temps plutôt que de tout changer d'un seul coup. En effet, selon votre motivation et votre environnement, faire un changement radical n'est pas toujours la meilleure option. Mais si vous êtes du genre à préférer y aller à fond dès le départ (et à réussir à vous y tenir), vous pouvez bien sûr vous passer de cette phase d'introduction.

Pensez à d'autres changements importants que vous avez menés dans le domaine professionnel, ou encore des loisirs. Avez-vous mis en place des modifications progressives, ou avez-vous tout changé d'un seul coup ? Qu'est-ce qui a marché entre ces deux options ? Répondre à ces questions devrait vous aider à prendre une décision finale concernant la phase d'introduction optionnelle.

L'idée est donc ici de faire des changements progressifs en instaurant de nouvelles habitudes alimentaires, plus saines. Une fois que vous aurez progressé sur les problématiques identifiées, vous pourrez passer à l'élaboration d'un plan alimentaire complet, en accord avec votre objectif.

b. L'ELABORATION DU PLAN

Plusieurs possibilités s'offrent à vous pour élaborer votre plan alimentaire. Vous pouvez soit partir de vos repas habituels en les modifiant pour atteindre les quantités de macronutriments et le total calorique visés, ou bien partir d'une feuille blanche et laisser libre cours à votre inspiration. Premièrement, vous devez déterminer si vous voulez respecter les proportions proposées dans les pages précédentes ou les modifier. Vous devrez ensuite vous pencher sur le rythme de vos repas. Enfin, je vous donnerai quelques conseils pour faire plusieurs versions de votre plan alimentaire.

Déterminer ses ratios de macronutriments

Je vous invite bien sûr à respecter les proportions de macronutriments recommandées dans les grandes lignes. Néanmoins, en fonction de vos préférences et de vos ressentis, un ajustement des quantités de glucides et de lipides peut vous être bénéfique. En ce qui concerne les protéines, tentez au maximum de viser les quantités suggérées. Vous pouvez légèrement les réduire si cela vous paraît quasi inatteignable dans un premier temps. Je vous conseille tout de même de ne pas descendre en-deçà d'1,8g de protéines par kg de poids de corps quel que soit votre objectif ou votre corpulence.

Que vous vouliez manger paléo (p.71), opter pour une diète cétogène (p.74) ou ajuster les quantités de macronutriments de manière importante, je vous conseille d'utiliser le calculateur du site « nutrition-flexible.fr ». Il est accessible gratuitement en ligne[a], et constitue un complément au carnet nutritionnel (le carnet ne permet en effet pas d'effectuer ce genre d'ajustements pour des raisons purement techniques). Sachez que des modifications mineures ne changeront pas vos résultats, alors que des changements importants peuvent être moins optimaux. Cependant, les variations physiologiques individuelles pouvant être importantes, ces ajustements seront peut-être nécessaires pour vous. De toute manière, vous progresserez nettement tant que vous mangerez suffisamment de protéines et que vous respecterez votre total calorique (voir p.95 si vous voulez vous rafraîchir la mémoire sur les règles principales d'un régime alimentaire flexible). En ce qui concerne le ratio entre glucides et lipides, certaines contraintes (organisation, satiété, préférences alimentaires, ...), sensations (notamment la digestion) et ressentis sportifs peuvent tout à fait justifier un ajustement.

Déterminer le rythme de ses repas

Une fois les proportions de macronutriments déterminées, il faudra décider du rythme de vos repas. Allez-vous faire 3 repas par jour ? Pratiquer le jeûne intermittent ? Manger 3 repas et 3 collations dans la journée ? Plusieurs approches ont été présentées dans le livre : rafraîchissez-vous la mémoire si vous avez des doutes à ce sujet (chapitre 3, partie II p.80). Quoi qu'il en soit, prévoyez de manger quelque chose après vos séances de sport. Cela peut être un repas classique, ou tout simplement une collation comprenant des glucides et des protéines.

---

[a] www.nutrition-flexible.fr/calculateur

Une fois que vous aurez votre « grille » de repas (c'est-à-dire le nombre et le timing de vos repas dans la journée) vous pourrez commencer à travailler sur votre plan alimentaire.

Une première version

Pour simplifier votre travail, partez des aliments que vous appréciez et avez l'habitude de manger. Le tout est de faire en sorte que votre plan alimentaire contienne une majorité d'aliments peu ou pas transformés (entre autres : légumes, fruits, céréales, féculents, et – si vous êtes omnivores – viandes, poissons et produits animaux). Les produits inclus dans vos menus dépendront ainsi de vos choix alimentaires (omnivore, végétarien, végane, etc.) et de vos préférences.

Afin de démarrer l'élaboration de vos menus, commencez par identifier les principales sources de protéines de votre alimentation. On trouve bien sûr des protéines dans la viande et le poisson, mais aussi dans les œufs, les produits laitiers, les légumineuses, les légumes, des préparation véganes comme le seitan, etc. En identifiant ces aliments protéinés, vous pourrez les inscrire en premier dans votre plan et construire le reste de vos apports autour de ceux-ci. Voici un tableau qui vous donne quelques exemples d'aliments riches en protéines :

Macronutriments pour 100g d'un aliment				
Aliment	Calories	Protéines	Glucides	Lipides
Thon en boîte	120	*27*	0,3	0,3
Steak haché 5%	145	*25*	0	5
Escalopes de poulet	110	*24*	0	1,5
Lentilles	309	*24*	51	1
Saumon	206	*20*	0	14
Seitan	144	*19,1*	6,2	4,6
Steak de soja	140	*18*	6	3,5
Flocons d'avoine	367	*14*	67	5
Quinoa	380	*13,1*	68,9	5,8
Œufs	139	*12*	0,3	10
Pâtes	354	*12*	72	2
Yaourt grec 0%	57	*10,3*	4	0
Riz blanc	349	*8*	77	1
Brocoli	25	*3*	2,4	0,4
Pommes de terre	80	*2*	19	0,1
Banane	90	*1,5*	20	0

Si vous avez du mal à manger beaucoup de protéines pour des raisons pratiques ou parce que vous arrivez très vite à satiété, vous pouvez compléter votre plan avec des protéines en poudre (des exemples sont donnés p.44). Sachez qu'à quantité de protéines équivalente, les protéines en poudre coûtent moins cher que la viande au kg (la viande contenant environ 20% de protéines d'une manière générale). Sachez que vous pouvez aussi vous servir de protéines en poudre dans la préparation de plats.

Poursuivez votre travail en élaborant le contenu de chacun de vos repas et collations. Pour ce faire, vous pouvez utiliser un tableur et faire les calculs en vous basant sur l'étiquette des produits[a] (pour ceux qui en ont) et/ou en consultant des bases de données alimentaires comme celle du site « les-calories.com »[b]. Pour information, sachez que les aliments sont toujours mesurés crus. Si votre plan alimentaire comporte des pâtes ou du riz, c'est leur poids avant cuisson qu'il faudra prendre en compte. Vous pouvez bien sûr aussi vous inscrire gratuitement sur le site « les-calories.com » pour créer votre plan alimentaire en ligne[c]. Je vous conseille cette solution, plus simple et plus rapide.

Pensez également à inclure au moins un aliment plaisir dans votre plan alimentaire (c'est particulièrement important en sèche) : si vous aimez le chocolat, vous pouvez ajouter quelques carrés par jour dans votre plan. Si vous préférez des plaisirs salés comme le fromage, tentez d'en introduire un morceau dans votre plan alimentaire. Encore une fois, cela n'est valable que si vous arrivez à réguler la consommation de l'aliment en question : si vous n'arrivez pas à manger 2 carrés de chocolat sans avaler la moitié de la tablette, oubliez cela pour le moment. Vous pourrez toujours refaire une place pour cet aliment au bout de quelques semaines.

---

[a] Si vous étudiez un peu les étiquettes des produits, vous verrez que bien souvent le total calorique ne correspond pas aux calories des macronutriments additionnées les unes aux autres. Cela s'explique par le fait que les industriels sont autorisés à arrondir assez largement les calories sur les étiquettes (à la hausse ou à la baisse), et ce pour le produit en entier *et* pour les macronutriments qui le composent. Une règle simple consiste à se baser sur les calories de chaque macronutriment et de les additionner pour avoir le total calorique plutôt que d'utiliser uniquement la valeur calorique totale affichée.
[b] Allez sur le site www.les-calories.com et tapez l'aliment voulu dans le champ de recherche en haut pour obtenir sa composition nutritionnelle.
[c] Rendez-vous sur le site www.les-calories.com, et inscrivez-vous gratuitement pour avoir accès au calculateur en ligne. Cliquez sur l'onglet « calcul » puis sur « notre calculateur » dans le texte de la page. Il vous suffira alors d'ajouter chaque aliment en le sélectionnant dans la très large base de données du site puis d'en indiquer la quantité consommée. Vous aurez alors un calcul automatique de votre total de calories et de macronutriments pour chaque repas et pour la journée entière.

Vous devriez assez facilement atteindre votre total en lipides en rentrant les différents aliments de vos repas. Pour les glucides, vous aurez peut-être besoin de compléter vos apports (si vous suivez les ratios recommandés dans le livre). **Faites attention à bien prendre en compte la valeur calorique des huiles de cuisson, du beurre ou du sucre** dans le café. Si vous possédez une balance de cuisine électronique, tarez-la avec une cuillère vide puis pesez la cuillère remplie d'huile. Vous obtiendrez ainsi le grammage exact de votre consommation, et vous pourrez l'intégrer à votre plan. Nul besoin en revanche de prendre en compte les épices dans vos calculs.

Pour les fruits et les légumes, intégrez le poids moyen de l'aliment en question dans votre plan. Par exemple, pesez plusieurs bananes et retenez le poids moyen, de même pour les courgettes, concombres et autres fruits et légumes. Faites cela pour tous les aliments bruts que vous allez consommer à l'unité. Pour les fruits et les légumes plus petits, vous pourrez les peser pour qu'ils correspondent à la quantité que vous aurez fixée. Pour les plus gros, il est plus simple de fonctionner par unité. En effet, même si une courgette ou une aubergine ne pèsera jamais exactement le même poids, cela ne changera pas grand-chose étant donné la valeur calorique de l'aliment en question, et cela aura le mérite de vous simplifier la vie par la suite.

Quoi qu'il en soit, veillez à avoir un repas après votre séance de sport et à mettre suffisamment de protéines dans cette première version de votre plan alimentaire. Une fois que vous aurez complété une première fois votre plan, regardez les calories totales, ainsi que les proportions de macronutriments en bas de page. Vous aurez probablement quelques décalages par rapport à votre objectif. Pas de panique, c'est tout à fait normal pour un premier jet. Passons aux ajustements et à l'élaboration d'une deuxième voire d'une troisième version du plan.

Ajuster le 1er plan et faire un 2e plan pour varier les plaisirs

Maintenant que vous disposez d'une première ébauche de votre plan alimentaire, il faut procéder à des ajustements pour atteindre autant que possible votre objectif en termes de calories et de macronutriments. Cependant, ne cherchez pas à atteindre l'exactitude absolue. Si vous avez quelques calories en trop ou qu'il vous en manque, ce n'est pas très important. Même chose pour les macronutriments : si votre proportion de protéines, de glucides ou de lipides est différente de quelques pourcents de votre cible, ce n'est pas bien grave. Rappelez-vous que les équations que nous avons utilisées pour le diagnostic donnent de toute manière des estimations, et qu'il est impossible de savoir à la calorie et au gramme près ce qui est idéal pour vous. Il vaut mieux un plan **soutenable** et **applicable** avec 20g de protéines en moins et une proportion de lipides plus importante par rapport aux glucides, qu'un plan qui respecte l'objectif à la virgule près et qui ne sera ni tenable ni tenu au quotidien.

Une fois que vous aurez « joué » avec les quantités de certains aliments ou la répartition de certains apports entre les différents repas pour atteindre votre objectif tout en conservant des repas que vous pourrez facilement préparer et manger, passez à la suite : faire une deuxième version de votre plan alimentaire. Je vous conseille de partir du premier plan en remplaçant certains aliments par d'autres pour que vous ayez la possibilité de varier les plaisir d'un jour à l'autre. Vous n'êtes bien sûr pas obligé(e) de changer tous les repas entre les deux versions. Par exemple, beaucoup de gens utilisent le même petit déjeuner ou la même collation post-entraînement chaque jour.

Faites en sorte que les repas soient interchangeables par paires pour vous simplifier la vie (inutile de faire des correspondances à la virgule près ici non plus). En effet, si la version A de votre déjeuner est interchangeable avec la version B sans impliquer de remplacer également la version A du dîner par la version B, vous pourrez effectuer plusieurs combinaisons de repas. Cela nous donne quelque chose correspondant à l'illustration suivante (qui schématise et simplifie les choses) :

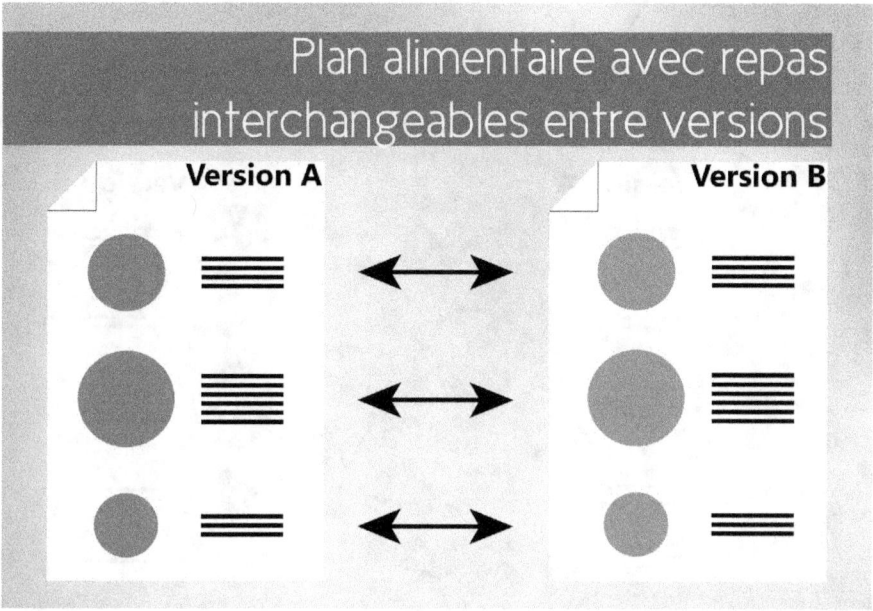

Plan alimentaire avec repas interchangeables entre versions

Version A — Version B

Si ce n'est pas le cas et que les calories et macronutriments pour deux versions d'un même repas ne sont pas quasi-identiques (et donc que les différences sont compensées par les autres repas), vous serez obligé(e) d'appliquer intégralement votre plan alimentaire A ou votre plan alimentaire B pour une journée donnée, sans pouvoir par exemple consommer la version A des deux premiers repas de la journée puis la version B des deux derniers. Si vous n'arrivez pas à faire des équivalences repas par repas, optez pour des équivalences globales pour la journée et choisissez chaque jour la version du plan que vous appliquerez. Cela vous donnera quelque chose correspondant au schéma suivant (avec tout ou partie des repas qui ne sont pas interchangeables entre la version A et la version B de votre plan alimentaire).

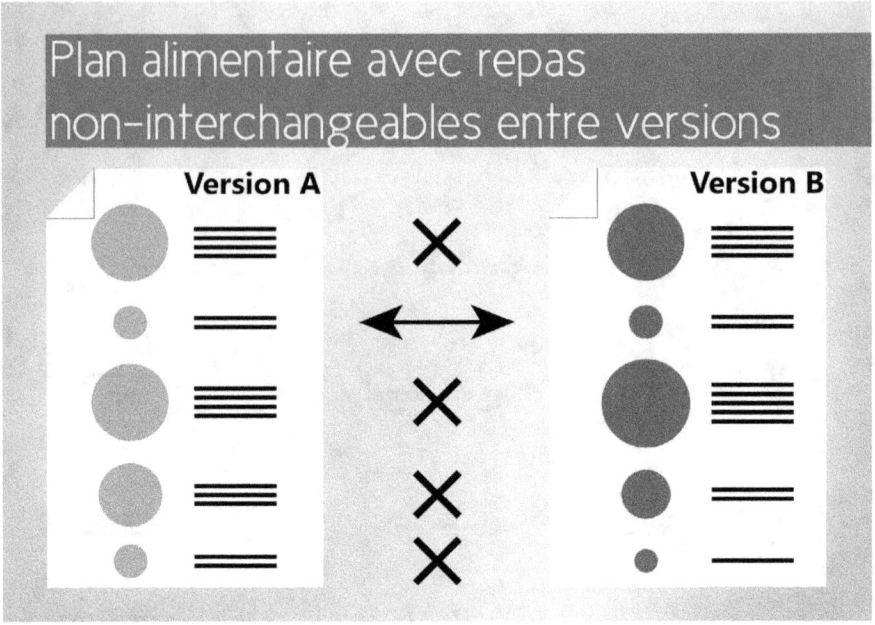

Si vous avez peur que deux versions ne suffisent pas à satisfaire votre envie de variété, vous pouvez même prendre le temps de faire une troisième version de votre plan alimentaire. Je vous conseille néanmoins de ne pas aller au-delà de ce nombre, car cela vous donnera un surplus de travail inutile et trop de choix et de complications chaque jour.

Ajustez chaque version de votre plan alimentaire jusqu'à vous approcher de manière satisfaisante de vos objectifs en termes de macronutriments et de protéines. Imprimez les différentes versions ainsi obtenues et affichez-les dans votre cuisine. Vous n'aurez ainsi qu'à peser les aliments au fur et à mesure lorsque vous préparerez vos repas. De plus, cela constituera un rappel visuel de votre objectif et de la valeur calorique des aliments consommés, et vous apprendra donc petit à petit à savoir ce que représente telle quantité de tel aliment en termes de calories et de macronutriments.

L'intérêt du plan alimentaire en quelques mots

Faire ce travail en amont vous prendra un peu de temps : en général, une petite heure suffit à créer plusieurs versions d'un plan alimentaire. L'intérêt, comme nous l'avons vu, sera de vous faciliter la vie les semaines suivantes. Quand vous rentrerez dans votre cuisine, vous aurez votre menu d'affiché, et il suffira de peser les aliments et de les préparer (sauf pour les aliments que vous consommerez à l'unité, comme certains fruits et légumes). Cela limitera le nombre de prise de décisions, et vous fera gagner du temps et de l'énergie.

Un autre aspect intéressant de cette approche est qu'elle vous permettra de développer une estimation plus juste de ce que représentent certaines quantités pour les aliments consommés. Vous pourrez alors vous servir de cette compétence quand vous mangerez à l'extérieur. Le développement de cette « expertise » vous sera évidemment utile à terme quand vous passerez au maintien de votre poids. Vous pourrez alors vous passer d'un plan alimentaire et manger « à l'instinct ». Un instinct basé en réalité sur une compétence parfaitement intégrée et assimilée.

Enfin, avoir un plan alimentaire permet de savoir ce qui cloche au moment du bilan corporel hebdomadaire. En effet, si vous avez respecté à la lettre votre plan et que vous ne perdez ou ne prenez pas du poids comme prévu, c'est sans doute qu'il faut l'ajuster. Si vous avez fait des écarts, vous pourrez mesurer leur impact avec précision. Nous reviendrons en détail sur cette analyse dans la troisième partie du livre (p.205).

A ce stade, vous vous demandez peut-être où est passé le repas de triche promis plus tôt ! Rassurez-vous, nous allons y venir. Pour limiter les risques de sortie de route trop fréquentes, on peut effectivement s'autoriser un repas de triche par semaine. La constitution d'un plan alimentaire équilibré composé d'aliments que vous aimez manger est déjà une protection contre les dérapages éventuels. Mais savoir qu'on peut vraiment se faire plaisir sur un repas est une bonne manière de persévérer dans ses efforts tout en gardant le cap.

c.   Le repas de triche hebdomadaire

Nous avons déjà évoqué l'intérêt des « cheat meals » tant d'un point de vue psychologique que physiologique (cf. partie V du chapitre 4 p. 103). Sachez que le repas de triche est optionnel, et en aucun cas obligatoire. Lors de ce repas, vous allez donc manger ce que vous voulez sans non plus lâcher complètement les rênes en vous gavant (il ne s'agit pas de ruiner tous vos efforts hebdomadaires en un seul repas, mais simplement de vous faire plaisir). Favorisez les glucides et évidemment les protéines. Si vous pensez que votre repas de triche (par exemple au restaurant) va être compliqué à faire dans des proportions raisonnables, vous pouvez également opter pour une « économie » de calories le restant de la journée en vue de cet écart programmé. Dans ce cas-là, consommez un maximum de protéines avant le repas de triche afin de vous assurer une quantité minimale de protéines pour la journée, et limitez les glucides et les lipides pour lui réserver un maximum de calories.

Si vous êtes en prise de masse et non en sèche, vous n'éprouverez peut-être pas le besoin de faire de repas de triche. Néanmoins l'occasion d'en faire un se présentera peut-être pour des raisons sociales. Si vous avez peur d'aller trop loin en termes de calories, vous pouvez là aussi limiter un peu vos repas le reste de la journée pour que votre surplus calorique n'explose pas. Cela vous ferait en effet prendre plus de graisse que de muscle, et c'est précisément ce que nous voulons éviter. Vous risquez également d'arriver plus vite au taux de gras « plafond » à partir duquel vous devrez à nouveau entamer une sèche. Autant optimiser votre prise de masse pour construire un maximum de muscle dans le temps imparti.

En clair, faites-vous plaisir de manière raisonnable une fois par semaine pour conserver votre motivation à poursuivre l'effort lorsque vous « trichez ». Si vous ne faites pas un repas gargantuesque et que vous n'en profitez pas pour faire une *journée* de triche (ou plusieurs repas de triche par semaine), vous devriez continuer à progresser sereinement. En ce qui concerne les obligations sociales et la compensation d'excès hors repas de triche, j'aborderai le sujet au chapitre 9 (p.207).

III. Un coup de pouce pour terminer votre préparation

Et voilà, vos plans alimentaire et sportif sont prêts. Il n'y a plus qu'à préparer le suivi et l'évaluation de votre progression avant de mettre le tout en œuvre. Pour être parfaitement mobilisé(e) en vue de l'application imminente de votre plan d'action, je vous propose un petit outil qui peut vous aider à aborder les semaines à venir avec confiance et détermination.

a. LA VISUALISATION

Si vous voulez renforcer votre motivation, vous pouvez utiliser la visualisation pour consolider votre projet. En effet, se projeter dans le futur (s'imaginer une fois l'objectif atteint) augmente la volonté et rend les individus plus susceptibles de faire ce qu'il faut pour concrétiser un objectif[39,202–204]. Pour faire ce travail, je vous invite à prendre en compte les éléments suivants :

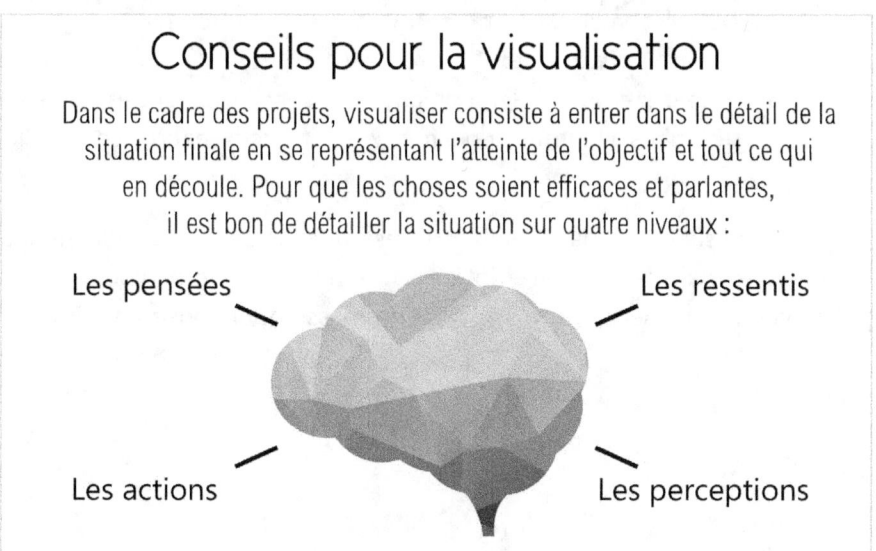

Conseils pour la visualisation

Dans le cadre des projets, visualiser consiste à entrer dans le détail de la situation finale en se représentant l'atteinte de l'objectif et tout ce qui en découle. Pour que les choses soient efficaces et parlantes, il est bon de détailler la situation sur quatre niveaux :

Les pensées

Les ressentis

Les actions

Les perceptions

Par ailleurs, deux approches différentes sont possibles. Vous pouvez soit travailler en vous plongeant totalement dans la situation comme si vous la viviez, soit la raconter tel un romancier ou un journaliste qui retranscrirait ce qui se passe une fois la transformation corporelle achevée. Consultez l'encadré à la page suivante pour les consignes précises de ces deux approches.

Enfin, pour aller plus loin et détailler pleinement votre visualisation, gardez en tête les éléments suivants :

- Imaginez la situation finale dans laquelle vous aurez atteint votre objectif de manière riche, vive et vivante.
- Vivez la situation au présent.
- Observez le lieu dans lequel vous êtes, les personnes présentes, etc.
- Concentrez-vous sur ce que vous percevez (images, sons, discours, sensations).
- Prenez le temps de prendre conscience de vos ressentis.
- Arrêtez-vous sur les pensées qui traversent votre esprit dans cette situation.
- Détaillez mentalement ce qui vous fait dire que vous avez atteint votre objectif.
- Focalisez-vous également sur votre comportement et sur celui des gens alentours une fois votre transformation corporelle réalisée.

L'utilisation de la visualisation est bien entendu complètement optionnelle, mais peut s'avérer intéressante en début de parcours ou en plein milieu d'une sèche ou d'une prise de masse pour vous remobiliser.

Visulaisation totale

Installez-vous confortablement dans un endroit calme où vous ne serez pas dérangé(e) pendant une dizaine de minutes. Fermez les yeux et visualisez le moment qui marquera la réalisation de votre projet. Vous pouvez vous imaginer en train de vivre la situation comme si vous y étiez ou vous observer les choses de l'exterieur selon vos préférences. Cette visualisation fait appel au corps : vous pouvez la réaliser debout ou assis(e), imaginer vos mouvements, et éventuellement vous mouvoir légèrement. Imaginez tous les détails de la situation, en explorant ce qui se passe autour de vous, ce que vous percevez avec vos sens, vos pensées, vos émotions, ce que vous dites et ce que vous faites. Une fois ce moment où votre projet est réalisé complètement exploré, vous pouvez vous projeter plus loin dans le futur (1 mois, 6 mois, un an ou plus après la fin de votre transformation corporelle) et observer ce qui se passe alors. Une fois que vous pensez avoir suffisamment exploré les conséquences et les résultats de votre projet, ouvrez les yeux et prenez quelques notes sur les éléments les plus marquants de votre visualisation.

Visualisation par l'écrit

Installez-vous à votre ordinateur ou devant un bloc-notes, au calme, et sans aucune interruption de l'extérieur pendant 10 à 15 min. Décrivez par écrit la situation qui marque la réalisation de votre objectif sans vous arrêter durant le temps imparti. Ne vous souciez pas de la grammaire ou de l'orthographe et contentez-vous de coucher sur le papier la situation en question. Ici, il s'agit d'un travail d'imagination plus classique où vous devez décrire la scène, ce qu'il s'y passe, ce que la version future de vous-même y ressent, y fait, etc. Une fois ce moment marquant l'achèvement de votre transformation corporelle largement exploré, vous pouvez imaginer ce qu'il se passe plus loin dans le futur (1 mois, 6 mois, un an ou plus après la fin de votre projet). Cet exercice reste purement « mental » puisqu'on ne cherche pas spécifiquement à ressentir physiquement sensations corporelles et émotions, mais à les observer dans une scène imaginaire.

Disposer d'un objectif clair et d'un plan pour l'atteindre est très important. Cela n'est toutefois pas suffisant et il faut également se munir d'outils permettant de savoir si l'on se rapproche du but ou si, au contraire, on s'en éloigne. Voyons désormais comment construire ces outils qui vous permettront de mesurer vos progrès et d'ajuster vos efforts en fonction de *vos* résultats.

Chapitre 7.
LE SUIVI

Pour savoir si on avance bien vers l'objectif que l'on s'est fixé selon le plan établi, il faut construire des outils de suivi, autant quantitatifs que qualitatifs. Que ce soit pour atteindre une destination lors d'un voyage, remettre le fruit de son travail à un client ou changer sa composition corporelle, il est impératif de savoir si on avance bien dans la bonne direction et au bon rythme. On ne peut pas se contenter de foncer tête baissée sans jamais évaluer ses progrès. Avec ce genre d'approche, vous auriez en effet plus de chances de vous perdre en route ou de faire des détours inutiles que d'arriver à bon port en un temps raisonnable.

Afin d'effectuer ce suivi, vous devez établir des critères d'évaluation et consigner les résultats dans un journal ou un carnet de bord. Un journal de bord peut être un seul et même objet ou fichier, tout comme il peut être constitué d'un ensemble de documents liés les uns aux autres. En gros, c'est un « dossier » où vous pourrez consigner toutes les informations pertinentes pour suivre et évaluer votre progression vers votre objectif. On peut autant utiliser un véritable carnet papier bien structuré (chaque page étant organisée pour recevoir les informations que vous avez décidé de suivre) que des outils numériques. Dans ce cas-là le journal de bord prendra le plus souvent la forme d'un dossier regroupant plusieurs fichiers : tableur pour les données numériques, fichier texte pour les commentaires plus détaillés, sauvegarde de données provenant d'applications mobiles spécifiques (ex : application pour prendre des notes, pour suivre une activité sportive, etc.), photos numériques, enregistrements audio, etc. L'avantage de l'informatique est évidemment de pouvoir produire automatiquement des courbes d'évolution pour les données numériques, ce qui peut présenter un atout non négligeable pour certains projets. Au final, on peut combiner à la fois le papier et le numérique, le tout étant de garder une organisation simple et cohérente, qui permette de retrouver facilement les informations permettant d'évaluer les progrès réalisés. Le nombre de critères de suivi dépendra de l'objectif et devra rester raisonnable : ni trop, ni trop peu. Le choix du support dépend avant tout de vos préférences : vous pouvez trouver le suivi dans un journal papier plus pratique ou au contraire être plus à l'aise avec votre téléphone portable. Orientez-vous vers le support qui a votre préférence. En effet, le suivi ne doit pas devenir une corvée fastidieuse mais quelque chose de simple et de rapide à faire. Il faut noter les informations d'une manière suffisamment organisée et claire pour pouvoir les retrouver et les interpréter facilement. Pas besoin d'écrire des romans ! Enfin, n'oubliez pas de dater vos entrées, démarche essentielle pour situer vos progrès dans le temps.

Pour vous faciliter la tâche, plusieurs onglets vous permettront de réaliser un suivi quantitatif et qualitatif de votre progression dans le carnet nutritionnel offert avec ce livre. Dans ce fichier, tout est prêt pour que vous puissiez noter vos progrès sur une année. Si vous passez par plusieurs phases de prise de masse et de sèche, il vous faudra peut-être plus de temps pour atteindre le physique voulu (tout dépend de votre objectif en termes de masse musculaire). Dans ce cas il vous suffira de poursuivre le travail en téléchargeant une nouvelle fois le fichier pour suivre vos progrès lors de la deuxième année. Je vous expliquerai en détail comment naviguer dans les onglets de ce fichier dans les prochaines pages (voir pp.169 et 178). Bien entendu, vous pouvez utiliser un tout autre support pour faire votre suivi. Néanmoins, je vous conseille de respecter les critères d'évaluation et les fréquences de suivi proposés dans ce chapitre. Cela vous permettra de disposer de tous les éléments pour savoir si vous êtes sur la bonne voie et pour ajuster votre régime alimentaire et votre activité en cas de problème. Pour que votre suivi avec votre journal de bord soit réussi, respectez les critères suivants :

- Utilisez des mesures objectives ;
- Utilisez des mesures subjectives ;
- Notez vos réflexions personnelles et vos commentaires à l'envie ;
- Soyez assidu(e) ;
- Prenez le temps de réviser votre progression régulièrement (nous traiterons cet aspect sous différents angles dans les prochains chapitres).

Dans ce chapitre, je vais donc vous proposer un protocole de suivi précis pour que vous puissiez avancer en toute sérénité. Cela vous fournira une base de réflexion qui vous permettra d'ajuster le tir très rapidement au cas où vous rencontreriez des difficultés. Je vous propose de commencer par le suivi quantitatif pour ensuite nous intéresser à vos sensations et à votre ressenti général grâce au suivi qualitatif. Enfin, j'évoquerai le suivi de l'activité physique, tout aussi important pour évaluer vos progrès.

I.   Le suivi quantitatif

En sachant de quel taux de gras et de muscle vous partez, vous devriez être en mesure de savoir semaine après semaine si votre vitesse de progression respecte le plan prévu. Cela se mesure grâce aux différents indicateurs que nous avons évoqués lors du diagnostic. Reprenons les choses point par point.

a. Le suivi de la composition corporelle

Pour suivre l'évolution de votre composition corporelle, il faut que vous preniez en compte les trois éléments suivants :

- Votre poids ;
- Votre taux de gras ;
- Vos mensurations.

En ce qui concerne le **poids**, prenez plusieurs mesures dans la semaine. Vous pouvez vous peser tous les jours, trois fois par semaine ou seulement une fois. Cependant, étant donné les variations de poids qui peuvent exister d'un jour à l'autre (en fonction de l'heure des repas, de votre taux d'hydratation et du moment de la pesée[189–191]), je vous conseille de vous peser trois fois par semaine au moins et de faire la moyenne hebdomadaire de votre poids. Cela vous donnera une tendance plus juste de votre évolution qu'une mesure ponctuelle. Pesez-vous de préférence le matin à jeun après être passé(e) aux toilettes pour obtenir des mesures plus fiables. Si vous ne prenez qu'une mesure, ne vous alarmez pas si votre poids bouge peu, pas du tout, ou dans le sens inverse de celui visé par rapport à la semaine précédente. Une mesure seule ne donne pas une tendance générale. Dans l'ensemble, tâchez donc de prendre plusieurs mesures dans la semaine, avec une balance vous donnant un poids à 100 grammes près.

Pour le **taux de gras**, un seul bilan par semaine suffit. Munissez-vous de votre pince adipeuse et mesurez vos plis cutanés aux trois endroits appropriés en fonction de votre sexe (voir la partie I-d du chapitre 5 p.118). Notez ces mesures et calculez votre taux de gras, votre masse grasse et votre masse maigre en utilisant la moyenne de votre poids pour la semaine. Notez la date de ce bilan. Faites de préférence ces mesures le matin à jeun, une fois par semaine.

Enfin, vous pouvez compléter votre suivi quantitatif par la **mesure**

de votre tour de taille une fois par semaine. Si vous voulez suivre d'autres circonférences corporelles, vous pouvez également le faire de manière hebdomadaire. Cependant je vous déconseille de prendre toutes vos mensurations chaque semaine : cela est un peu long et la plupart des mensurations évoluent bien moins vite que le tour de taille (notamment au niveau des membres). Un bilan intégral des mensurations peut se faire une fois par mois, voire moins fréquemment. Inutile de consacrer trop de temps à ce travail régulièrement, surtout pour des parties du corps qui évoluent lentement. En effet, vous ne verrez pas forcément une différence chaque semaine (en sachant que cela dépend évidemment de votre activité physique). Aussi, pour ne pas vous décourager en relevant toujours les mêmes chiffres, je vous conseille vivement de limiter la fréquence de prise des mensurations, sauf pour le tour de taille (voire le tour de hanches pour les femmes, qui ont tendance à stocker de la graisse à cet endroit).

Pour résumer, vous devez :

- Vous peser au moins 3 fois par semaine et noter la moyenne de votre poids chaque semaine ;
- Faire l'évaluation de votre composition corporelle grâce à une pince adipeuse chaque semaine ;
- Suivre votre tour de taille chaque semaine, et suivre d'autres mensurations de manière moins fréquente (mensuellement ou moins souvent, en fonction de votre objectif de transformation corporelle et de votre activité physique).

b. Le suivi avec le carnet nutritionnel

Le carnet nutritionnel que je vous ai préparé devrait vous aider à noter et à calculer l'évolution de votre composition corporelle chaque semaine. Le fichier va également tracer des graphiques au fil du temps pour que vous disposiez d'une représentation visuelle de l'information.

Onglet « Suivi »

Pour commencer, il faut vous rendre à l'onglet « Suivi » pour y renseigner votre âge et votre sexe. Ces éléments sont indispensables pour le calcul automatique de votre composition corporelle, en plus du poids et des mesures à la pince adipeuse. Avant de commencer, vous aurez également à reporter les mesures utilisées dans l'onglet diagnostic. Indiquez celles-ci à la ligne « Mesures de départ » (« Semaine 0 »). Le fait de redemander ces mesures dans ce nouvel onglet permet de rendre le suivi complètement indépendant du diagnostic, et offre ainsi la possibilité de refaire un diagnostic complet à n'importe quel moment sans impacter le suivi. Voici un exemple de ce à quoi ressemble cette partie de l'onglet « Suivi » une fois renseignée :

SEXE	Masculin
AGE	30

COMPOSITION CORPORELLE

	Numéro de la semaine	Date du bilan	Poids	Mesures pince adipeuse			Gras (%)	Masse grasse (kg)	Masse maigre (kg)
				1	2	3			
MESURES DE DÉPART	Semaine 0	09/04/16	85,9	16	29	15	17,95	15,41	70,49

Notez que vous n'avez encore une fois qu'à remplir les cases blanches, les calculs se faisant automatiquement dans les cases de couleur à droite. Vous pouvez également renseigner vos mensurations dans la partie droite du tableau (non visible dans l'aperçu précédent) :

MENSURATIONS

Tour de taille	Cou	Bras	Cuisses	Poitrine	Épaules	Hanches	Mollets
90	20	25	40	110	120	90	47

Une fois ces premières informations entrées avant la mise en place de votre plan alimentaire, il vous suffira de renseigner chaque semaine votre poids, vos mesures à la pince adipeuse et la date du bilan. Vous pourrez également continuer à suivre tout ou partie de vos mensurations à la fréquence de votre choix (hebdomadaire ou moins souvent). Le fichier est prévu pour vous permettre de suivre facilement votre évolution sur une année complète. Voici un exemple d'un suivi effectué sur 10 semaines :

Numéro de la semaine	Date du bilan	Mesures du poids			Mesures pince adipeuse			Gras (%)	Masse grasse (kg)	Masse maigre (kg)
		1	2	3	1	2	3			
Semaine 1	15/04/16	85			15	29	15	17,66	15,01	69,99
Semaine 2	22/04/16	84			15	28	15	17,38	14,60	69,40
Semaine 3	29/04/16	83,5			13	28	14	16,53	13,80	69,70
Semaine 4	06/05/16	83			13	28	14	16,53	13,72	69,28
Semaine 5	13/05/16	82,7			13	27	14	16,24	13,43	69,27
Semaine 6	20/05/16	82			13	26	13	15,66	12,85	69,15
Semaine 7	27/05/16	82,1			12	25	12	14,79	12,14	69,96
Semaine 8	03/06/16	81,2			11	24	12	14,21	11,54	69,66
Semaine 9	10/06/16	80,4			10	23	11	13,32	10,71	69,69
Semaine 10	17/06/16	79,7			10	22	10	12,72	10,14	69,56
Semaine 11								0,66	0,00	0,00

Vous constaterez qu'à partir de la semaine 11, les champs calculés automatiquement sont hachurés, dans l'attente des informations correspondant au poids et aux plis cutanés. Dans cet exemple, l'individu en question n'a pris son poids qu'une seule fois par semaine. Lorsque c'est le cas, on peut indiquer son poids dans n'importe laquelle des trois cases prévues à cet effet. Si vous rentrez deux ou trois mesures différentes, le fichier utilisera la moyenne des mesures du poids pour effectuer les calculs de la composition corporelle. Enfin, à droite de la partie affichée dans l'exemple ci-dessus (non visible ici) se trouve le suivi des mensurations, que vous pouvez également compléter si vous le souhaitez.

Si vous sautez des semaines pour les bilans, ne **sautez pas de lignes**. Si votre dernière mesure est indiquée à la semaine 10, reprenez à la semaine 11, même si vous n'avez pas fait de bilan pendant deux semaines. La date indiquée suffira à signaler ce saut dans le temps, et tous les calculs fonctionneront. Si vous sautez des lignes, le bilan automatique ne fonctionnera pas complètement et les graphiques (dont nous allons parler plus loin) seront moins faciles à lire. En revanche, pour les mensurations, il peut très bien y avoir des lignes et des cases vides : cela n'empêchera pas le fichier de réaliser les graphiques et le bilan.

Tout en bas de cet onglet, vous trouverez un bilan automatique qui se mettra à jour au fil des semaines. Celui-ci ne part pas de la première semaine, mais bien de la « Semaine 0 », c'est-à-dire du moment du diagnostic initial, avant la première semaine d'application du plan alimentaire. Toujours avec les mêmes données que précédemment, voici le bilan pour l'individu de notre exemple au bout de 10 semaines :

	Poids (kg)	Gras (%)	Masse grasse (kg)	Masse maigre (kg)
Évolution corporelle	-6,20	-5,22	-5,28	-0,92

Le bilan fonctionne également pour les mensurations, qui n'ont pas toutes été renseignées à une fréquence hebdomadaire :

Tour de taille	Cou	Bras	Cuisses	Poitrine	Épaules	Hanches	Mollets
-7,00	0,00	0,30	0,00	-1,00	1,00	-2,00	0,20

Vous disposez ainsi avec ce fichier d'un aperçu immédiat de vos résultats chaque semaine. Si vous voulez avoir un aperçu de la tendance de votre évolution, vous pouvez également consulter les graphiques proposés dans un autre onglet du carnet nutritionnel.

Onglet « Graphiques »

Dans cet onglet, sachez que vous n'avez aucune manipulation à faire, les 4 graphiques proposés étant automatiquement mis à jour au fil des semaines grâce aux informations indiquées et calculées dans l'onglet « Suivi ». Vous trouverez deux graphiques relatifs à la composition corporelle et deux graphiques relatifs aux mensurations :

- Le graphique « **Évolution de la composition corporelle** » qui représente de manière cumulée votre masse grasse en jaune et votre masse maigre en rouge.

- Le graphique « **Évolution du poids et du pourcentage de gras** » qui affiche votre courbe de poids ainsi que la courbe du pourcentage de gras. Si vous avez rentré plusieurs mesures du poids chaque semaine, celui-ci prendra en compte la moyenne de votre poids hebdomadaire.

- Le graphique « **Mensurations haut du corps** » qui affiche l'évolution des mensurations de votre cou, de votre poitrine, de vos bras et de vos épaules.

- Le graphique « **Mensurations bas du corps** » qui affiche l'évolution des mensurations de votre taille, de vos cuisses, de vos hanches et de vos mollets.

On peut bien entendu représenter toutes ces informations de manières différentes. Le carnet nutritionnel se limite à vous proposer uniquement certains types de graphiques, simples et faciles à lire.

II. Le suivi qualitatif

Maintenant que nous avons parlé des différentes mesures chiffrées de votre évolution corporelle, voyons quelles informations qualitatives présentent un intérêt particulier dans le cadre qui nous intéresse. Les données qualitatives permettent de replacer les informations quantitatives dans un contexte et de faciliter leur interprétation. Nous allons découper ce suivi en trois parties distinctes : le suivi du plan alimentaire, l'aspect visuel puis les ressentis.

a. Le suivi de l'application du plan alimentaire

Le suivi de l'alimentation est en vérité assez simple à effectuer. La plupart du temps, vous devriez appliquer votre plan, et vous n'aurez donc rien de particulier à consigner. Par contre, si vous faites des écarts, que vous êtes contraint(e) à manger autre chose que ce que vous avez prévu, ou encore que vos repas de triche sont quelque peu excessifs, il sera intéressant de noter ces informations. Ce seront autant d'éléments d'explication qui vous permettront de comprendre des résultats décevants, de constater au contraire que certains écarts n'ont pas eu beaucoup de conséquences, ou encore de noter que votre manière de les compenser a fonctionné. L'objectif étant simplement d'avoir une idée de la nature des écarts et de leur ampleur, inutile de vous embêter à faire des estimations caloriques précises ici.

Vous l'aurez compris, pour cette partie il suffit de relever ce qui sort de l'ordinaire et du plan prévu. Vous pouvez utiliser un carnet, un logiciel de prise de notes, ou encore noter chaque semaine tous les éléments pertinents dans l'onglet « Observations » du carnet nutritionnel. Personnellement, je trouve que noter ce qui est sorti de l'ordinaire dans la semaine au moment du bilan hebdomadaire est suffisant. Mais si vous avez peur d'oublier des éléments importants, vous pouvez les noter directement le jour où ils se présentent.

b. CE QUE VOUS VOYEZ

Le miroir et les photos

Les mensurations et autres mesures sont intéressantes, mais le visuel est ce qui compte le plus au final. En effet, c'est en vous regardant dans le miroir que vous saurez si vous êtes satisfait(e) de votre silhouette, si vous êtes suffisamment musclé(e) ou si votre taux de gras vous convient. Selon votre masse musculaire, la répartition de votre masse grasse sur votre corps et vos préférences esthétiques, vous serez peut-être content(e) de votre apparence à 12% (pour les hommes) ou 22% de gras (pour les femmes). Vous aurez peut-être au contraire envie de sécher plus ou vous constaterez que vous avez encore besoin d'augmenter votre masse musculaire une fois un taux de gras relativement bas atteint.

C'est donc votre apparence dans le miroir qui va vous guider à ce niveau-là. Cependant, comme il est difficile d'évaluer l'ampleur de changements progressifs en se regardant régulièrement dans le miroir, je vous conseille de prendre des photos le matin à jeun, en sous-vêtements.

Sur ces photos, veillez à être visible de la tête au pied et ne contractez pas vos muscles. Inutile de prendre une photo chaque semaine : quelques photos avant de commencer et d'autres en fin de sèche ou de prise de masse seront suffisantes. Dans l'absolu, il est préférable de disposer d'une photo de face, d'une photo de dos et d'une autre de profil. Mais si vous ne devez prendre qu'une seule photo à chaque fois, prenez une photo de face. Le carnet nutritionnel vous permet justement d'ajouter une photo avant de commencer et une autre à la fin de votre parcours pour disposer d'un comparatif avant/après. Vous pouvez bien sûr aller un peu plus loin en prenant des photos sous plusieurs angles une fois tous les un ou deux mois si vous voulez mieux vous rendre compte de votre progression. Tâchez également de toujours prendre vos photos avec le même angle de vue pour pouvoir effectuer une comparaison fidèle entre les clichés.

Les vêtements

Un autre indicateur visuel de vos progrès se trouve dans votre garde-robe : êtes-vous plus ou moins serré(e) dans vos pantalons ? Êtes-vous plus à l'étroit dans vos t-shirts et vos chemises ? Si vous changez de cran à votre ceinture, que vous pouvez à nouveau mettre des vêtements plus serrés, ou qu'au contraire vous « remplissez » plus vos vêtements grâce au développement de votre masse musculaire, vous savez que vous êtes sur le chemin que vous vous êtes fixé. Ces indices sont très importants, et agiront souvent comme une confirmation pragmatique de vos résultats (les chiffres et le ressenti sont généralement réellement intégrés et acceptés comme un progrès quand on constate une réelle différence au niveau des vêtements).

Les autres

Même si cette dimension est extrêmement aléatoire et variable en fonction du caractère des personnes qui vous entourent, les remarques des autres sont toujours appréciées lorsqu'elles soulignent les progrès. En effet, les proches sont souvent à même d'observer nos changements de corpulence avant nous. Ainsi, si on vous dit que vous semblez avoir perdu du poids ou pris de la masse, c'est sans doute un indice qui indique que vous êtes sur la bonne voie. Si vous n'avez pas vu la personne à l'origine de cette observation depuis un certain temps, sa remarque constitue un indicateur encore meilleur. Bien entendu, ces retours de l'environnement ne sont pas un mètre étalon ou un critère central, mais ils comptent quand ils sont en cohérence avec les autres mesures du suivi. Évidemment, tout dépend de la crédibilité de la personne qui vous donne son impression : si cette personne émet souvent des évaluations « à côté de la plaque », son avis aura bien moins d'intérêt. Il faut tout de même bien avouer que des remarques en cohérence avec l'objectif qu'on s'est fixé peuvent être très motivantes et permettent de voir que le travail « paye ». Cependant, si à l'inverse vous n'avez pas de retours positifs, ne vous démotivez pas. Ce que disent les autres doit être un bonus, et certainement pas le cœur de votre motivation. Continuez à travailler et laissez vos résultats parler d'eux-mêmes.

c. Ce que vous ressentez

Le retour des autres peut être un élément intéressant, mais votre ressenti n'est pas pour autant à négliger. Il ne s'agit évidemment pas de passer son temps à examiner ses pensées, ses ressentis, ses doutes, ses interrogations, etc. Prendre en compte ce que l'on ressent, c'est tout simplement faire attention à ce que notre corps nous communique sur le processus de transformation corporel en cours. Plusieurs critères sont importants ici :

- **Votre niveau d'énergie** : est-ce que vous êtes en pleine forme, ou au contraire assez épuisé(e) ? Est-ce que ces sensations sont ponctuelles ou durables ? Sachez qu'en sèche, il peut arriver de ressentir un peu de fatigue. Par contre si vous êtes fatigué(e) en permanence, que vos séances de sport sont systématiquement poussives et qu'il vous arrive peut-être même d'avoir des maux de tête, c'est sans doute que vous êtes en surentraînement. Dans ces cas-là, il est bon de lever un peu le pied pendant quelques jours pour récupérer (nous en reparlerons dans la troisième partie du livre). Mais évidemment, cela n'est valable que si vous dormez assez par ailleurs.

- **Votre sommeil** : est-ce que vous dormez bien ou est-ce que vos nuits sont compliquées ? Si votre sommeil est perturbé, que tout se passe bien par ailleurs et que le seul changement dans votre vie est lié à l'alimentation, il faudra peut-être revoir votre plan alimentaire pour éviter les carences en micronutriments. Mais si vous avez suivi mes conseils, cela ne devrait pas être le cas. Dans ce cas, réorganiser l'heure des repas peut-être une solution, certain(e)s dormant mieux plusieurs heures après le dernier repas que le ventre plein.

- **Vos sensations et votre humeur** : surveillez votre niveau de motivation, votre humeur, votre digestion, etc. En clair, prêtez attention aux signaux envoyés par votre corps sans non plus tomber dans l'hypersensibilité. Observez la différence en termes d'humeur et de sensations entre votre repas de triche et vos repas classiques ; entre des excès ou « sorties de route » et les journées où vous respectez votre plan alimentaire. Rappelez-vous que le travail de transformation corporelle ne doit pas être une torture, mais un projet appréciable (même si cela demande évidemment quelques efforts). Modifiez éventuellement votre plan alimentaire pour améliorer vos sensations et votre humeur sans mettre en péril votre total calorique et vos macronutriments.

- **Les événements et les difficultés rencontrés** : observez comment se passe la mise en place de votre plan puis l'évolution de votre vécu une fois les changements installés depuis plusieurs semaines. Vous aurez peut-être une envie irrépressible de manger certains aliments au début, ou vous serez peut-être très sensible aux tentations alimentaires dans votre environnement. Quand vous le jugez pertinent, notez la manière dont vous gérez les difficultés ou comment vous compensez des écarts. Ces informations sont très importantes pour vous donner un éclairage sur votre progression.

Notez tout ce qui vous paraît pertinent dans un journal de bord ou un système de prise de notes numériques. Le carnet nutritionnel vous propose également un espace pour ces observations. Si cela vous convient, vous pouvez ainsi regrouper toutes les informations au même endroit.

d. LE SUIVI AVEC LE CARNET NUTRITIONNEL

Même si le contenu du suivi qualitatif est susceptible de varier en fonction des individus, j'ai tout de même intégré un espace pour que vous puissiez noter l'essentiel de vos observations dans le carnet nutritionnel. Rendez-vous sur l'onglet « Observations », puis notez les éléments importants pour chaque semaine de votre projet de transformation corporelle. Vous pouvez aussi noter vos observations et ressentis avant le démarrage du projet (au moment du diagnostic). Voilà à quoi ressemble cet onglet :

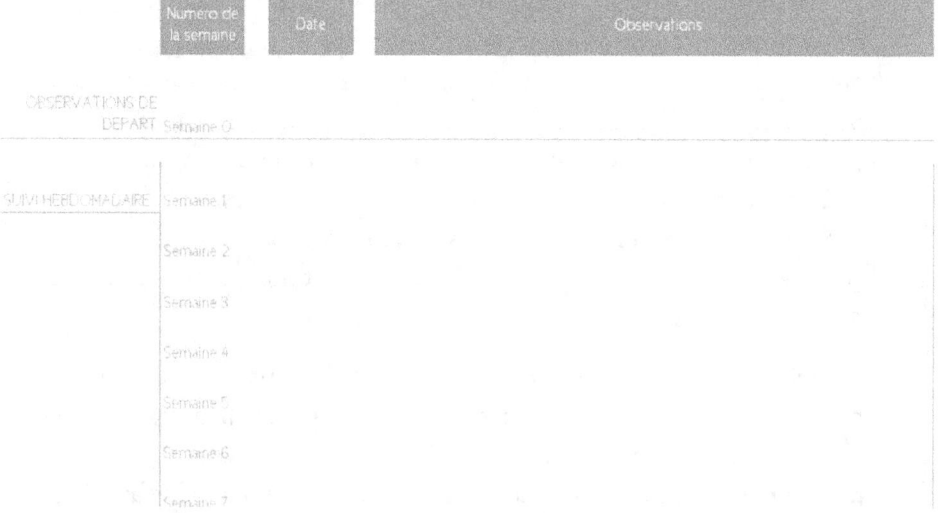

Si vous voulez noter plus de choses ou tenir un journal d'observation très détaillé, je vous invite à utiliser un logiciel de traitement de texte, un logiciel de prise de notes ou un carnet papier. Tâchez toujours de noter la date de vos observations et préparez éventuellement une grille d'observation (c'est-à-dire différentes sections correspondant à différents types d'information) pour faciliter votre prise de notes et pour retrouver plus facilement les informations par la suite.

Le carnet nutritionnel permet également d'insérer une photo « avant » et une photo « après » pour compléter le suivi qualitatif. Pour ajouter ces photos dans le fichier, rendez-vous sur l'onglet « Photos » puis insérez vos photos dans les cadres prévus à cet effet en indiquant leur date. Voici un aperçu de cet onglet du carnet nutritionnel :

L'utilisation de ces deux onglets est bien sûr optionnelle, libre à vous d'utiliser ou non cette partie du fichier.

III.   Le suivi du sport

Pour le sport, appliquez les mêmes principes que pour votre composition corporelle. Vous devrez ainsi suivre l'évolution de vos performances par des critères quantitatifs (ce qui est plus ou moins facile et techniquement faisable en fonction de l'activité physique pratiquée) et des critères qualitatifs (vos sensations, vos ressentis, votre récupération, etc.).

Pour ce faire, vous pouvez utiliser un tableur, un carnet papier ou encore des applications de fitness. Il existe en effet d'excellentes applications qui permettent de quantifier facilement vos activités cardio ou vos séances de musculation.

Une autre manière de procéder consiste à utiliser un bracelet de fitness avec une application smartphone. Dans ce cas vous vous baserez probablement sur le nombre de pas, le rythme cardiaque ou toute autre variable supplémentaire pour suivre votre activité physique. Cela vous donnera une tendance, mais sachez que ce n'est absolument pas suffisant pour fournir une quelconque estimation précise de votre dépense énergétique. En effet, selon les activités et le type de mouvements effectués, on peut très bien obtenir une estimation juste des activités réalisées, ou au contraire une estimation excessive (à la hausse ou à la baisse). Cela reste donc un outil intéressant d'un point de vue de la motivation, qui peut vous donner une tendance générale de votre progression, mais cela ne vous permettra en aucun cas de savoir précisément combien de calories vous dépensez ou encore de jauger la qualité exacte de votre performance.

En bref, sachez qu'il faut absolument que vous suiviez votre activité sportive, ne serait-ce qu'en cochant des cases sur un calendrier pour chaque jour où vous vous tenez à votre programme d'entraînement (je vous conseille tout de même de noter un peu plus d'informations). Là encore, les informations récoltées vous permettront d'évaluer votre progression, vos efforts et également d'ajuster votre activité en fonction de vos résultats et de vos sensations. Effectuer un suivi n'est pas un luxe, un caprice ou une activité vaine, c'est un soutien à la motivation, une manière de vous engager à appliquer votre plan, ainsi qu'une source d'informations précieuse pour analyser les résultats obtenus (ou l'absence de résultats).

IV.   En résumé

Le suivi est donc un élément essentiel de votre réussite. Ne pas avoir de système pour suivre votre progression reviendrait en quelque sorte à vous engager sur l'autoroute, puis à fermer les yeux tout en espérant arriver à destination. Vous devez donc régulièrement vérifier que vous êtes sur le bon chemin et faire des pauses pour consulter votre plan de route. Cela vous permettra de vous assurer que vous êtes dans les temps et que vous n'avez pas pris une mauvaise sortie. Disposer d'un co-pilote (un coach ou un ami expérimenté dans le domaine) peut être utile à certain(e)s, mais avec les éléments présentés ici vous serez tout à fait capable de vous prendre en main et d'arriver à destination malgré les obstacles pouvant se dresser sur votre route.

De plus, le suivi est un véritable soutien à la motivation, qui va vous permettre d'être rassuré(e) quant à l'évolution de votre projet de transformation corporelle. Et quand vous ferez des écarts, vous pourrez immédiatement reprendre le bon chemin grâce à ce relevé d'informations régulier. Ainsi, vous ne perdrez pas des mois à « essayer » quelque chose en espérant que cela finisse par payer : vous vérifierez semaine après semaine que vous progressez vers votre objectif, en pleine compréhension des paramètres qui influencent vos résultats !

Chapitre 8.
Mettre en place & ajuster

Avoir un plan ainsi que des outils pour s'assurer de son bon déroulement est indispensable, et c'était l'objet des deux précédents chapitres. Ce n'est toutefois pas toujours suffisant. Anticiper un certain nombre de variables **autour** de l'alimentation et de l'activité physique a également son importance, et vous permettra de désamorcer un grand nombre de difficultés. Avant de nous intéresser à des problèmes spécifiques dans la dernière partie du livre, il nous faut donc commencer par voir comment optimiser la mise en place d'un plan de transformation physique. Pour ce faire, nous allons travailler sur l'environnement et l'anticipation des difficultés, puis nous parlerons de l'ajustement du plan au fil de l'eau, pour terminer enfin par l'identification des moments auxquels il est pertinent de ralentir ou de terminer une sèche ou une prise de masse.

I.   Optimiser l'environnement

Lors de la mise en œuvre de votre plan alimentaire, vous rencontrerez forcément des difficultés ou des contretemps. La vie n'est pas parfaitement prévisible (heureusement !) et on ne peut pas tout contrôler. Accepter cet état de fait est très important pour ne pas vous décourager au premier obstacle. Oui, vous n'allez pas atteindre votre objectif chaque jour et chaque semaine, oui, vous allez devoir vous adapter aux circonstances. Mais attention, cela n'est pas pour autant un encouragement à céder à la moindre tentation ou une raison pour tout laisser tomber à la première sollicitation en conflit avec votre objectif. Tout ce qui compte, c'est de prendre en compte la réalité des aléas de la vie, et d'être flexible. Ne soyez pas trop dur(e) avec vous-même, mais soyez néanmoins exigeant(e) !

Après cette première considération très générale qui relève de l'attitude à adopter, voyons plus précisément comment mettre en place vos nouvelles habitudes de manière efficace.

a.   METTRE EN PLACE DE NOUVELLES HABITUDES ALIMENTAIRES ET SPORTIVES

Je ne vais pas reprendre ici les justifications scientifiques des différents éléments abordés (pour plus d'informations relisez la partie IV du chapitre 1, p.26), mais simplement vous exposer des stratégies intéressantes pour optimiser votre environnement. Voici 10 stratégies utiles pour la mise en place de nouvelles habitudes d'un point de vue alimentaire (vous remarquerez sans doute que certaines d'entre elles ont déjà été partiellement abordées dans le livre) :

- **Faire une phase d'introduction** : si vous avez des habitudes alimentaires très éloignées de votre objectif, je vous conseille de commencer par travailler sur certains points de votre alimentation avant de partir sur un plan alimentaire complet. Tout dépend de votre état des lieux, de votre manière de réagir aux défis et de gérer vos projets (voir la partie II-a du chapitre 6, p.148).

- **Faire les courses le ventre plein** : lorsque vous allez au supermarché ou au marché pour faire vos courses, ne le faites de préférence pas le ventre vide. Vous serez en effet plus susceptible de craquer et d'acheter un aliment non prévu sur votre plan (un aliment « plaisir », une gourmandise), ou encore d'acheter un plat préparé ou un snack pour satisfaire immédiatement votre envie de manger. Surtout dans les premiers temps, évitez donc de vous exposer inutilement et faites vos courses après avoir mangé.

- **Acheter vos aliments en grandes quantités pour faire des économies** : cela est certes secondaire en ce qui concerne l'efficacité de la mise en place, mais si vous consommez de la viande (par exemple), cela peut être vraiment plus rentable et économique. Cela permet surtout d'appliquer facilement la stratégie suivante.

- **Préparer vos repas en grosses quantités** : si comme beaucoup de gens vous n'avez pas le temps de préparer à manger le midi ou que vous êtes trop fatigué(e) le soir pour vous y mettre, vous pouvez préparer de grandes quantités de nourriture le week-end pour la semaine à venir. Il vous suffit ensuite de diviser le tout en portions pour les 5 jours suivants. Un des avantages du plan alimentaire est justement d'avoir une excellente visibilité en termes de repas. Si vous procédez ainsi, vous aurez simplement à réchauffer votre nourriture et vous n'aurez plus vraiment d'excuse pour faire une entorse à votre plan. Une heure par week-end est en général largement suffisante pour faire la cuisine pour la semaine. Ce sera une heure bien investie qui vous fera gagner énormément de temps les jours suivants et vous garantira une application plus rigoureuse et solide de votre plan alimentaire.

- **Gérer les aliments qu'on a dans ces placards** : corollaire immédiat de la stratégie précédente, le fait de n'avoir dans ses placards que des aliments que l'on s'est autorisé dans son plan alimentaire est primordial. Et parmi ceux-ci, vous devez stocker uniquement les aliments pour lesquels vous êtes en capacité de vous rationner et de vous restreindre. Si par exemple vous avez intégré un biscuit dans votre plan alimentaire à un repas donné, mais que vous n'arrivez pas à en manger un sans en manger deux autres, changez cet aliment dans votre plan. N'intégrez donc que des aliments que vous pouvez « gérer » (pour lesquels vous arrivez à vous rationner). Si vous êtes très discipliné(e), vous pouvez bien sûr avoir chez vous des aliments ou boissons réservées à des moments exceptionnels ou à des invités imprévus.

- **Rendre les aliments de grignotage difficiles d'accès** : Si vous ne vivez pas seul(e) vous n'avez nécessairement pas le contrôle total sur les aliments stockés chez vous. Dans ce cas, rendez les aliments qui risquent de vous faire faire des écarts très difficiles d'accès. Il vous faudra alors plus de temps et d'efforts pour les récupérer. Le fait de prendre une pause avant d'agir permet de réfléchir à ce que l'on s'apprête à faire, et donc de prendre une décision différente.[205] A l'inverse, vous pouvez rendre les aliments de votre plan alimentaire très facile d'accès, pour favoriser les « bons » comportements.

- **Afficher les différentes versions du plan alimentaire dans la cuisine** : si vous avez sous les yeux la composition de vos repas, les quantités et les calories, cela aura plusieurs avantages. D'une part, cela vous permettra de gagner du temps et d'apprendre petit à petit la valeur calorique des aliments que vous consommez régulièrement. D'autre part, vous aurez un rappel visuel constant de votre engagement à appliquer ce plan pour atteindre l'objectif que vous vous êtes fixé.

- **Éviter de récompenser les « bons » comportements avec des « mauvais »** : ce n'est pas parce que vous avez respecté votre plan alimentaire une journée que vous pouvez vous lâcher complètement le lendemain. Appliquer votre plan pendant quelques jours ne vous autorise pas à faire n'importe quoi pendant une journée ou un repas de triche. C'est la meilleure manière de réduire à néant vos efforts et de vous démotiver (surtout en sèche ou les conséquences sont très vite visibles). Si vous vous récompensez de la sorte, vous aurez vite fait d'ingérer plusieurs centaines de calories. C'est pour éviter ce genre de dérapages que votre plan doit intégrer des aliments plaisir. Si vous êtes en sèche, rappelez-vous que cela est temporaire et que vous finirez par augmenter votre apport alimentaire une fois le travail terminé. Si vous êtes en prise de masse, ce n'est pas une excuse pour manger tout et n'importe quoi tout le temps, sinon votre gain de poids risque d'être composé à 90% de gras et à 10% de muscle... avouez que ce serait dommage !

- **Mesurer et suivre vos résultats** : j'insiste encore une fois sur l'importance du suivi pour soutenir votre motivation, pour ajuster très vite le tir et pour vérifier que vos actions payent. Si vous voulez, vous pouvez même cocher les jours sur votre calendrier où vous avez respecté votre plan. Une fois une série de plusieurs jours réalisée, vous n'aurez pas envie de l'interrompre ! Mais si vous « ratez » un jour malgré tout, pas de soucis. Remettez-vous en selle sans tarder : les imprévus et les baisses de motivation arrivent à tout le monde.

- **Apprendre à faire la différence entre l'envie de manger et la faim** : il est très important, quand on se met à manger différemment, d'apprendre à distinguer ce qui relève de la faim et ce qui relève de l'envie de manger certains aliments. A force d'appliquer votre plan alimentaire, vous apprendrez nécessairement à mieux faire la différence. Mais le meilleur moyen de vous rendre compte de cela est de jeûner pendant 24h, ou de faire une version du jeûne intermittent plus brève. Cela est bien entendu parfaitement optionnel, mais peut vous montrer à quel point la peur de manquer ou de tomber dans les pommes est complètement psychologique. Bien sûr, si vous n'avez jamais jeûné, ne le faites pas un jour où vous devrez bouger énormément ou faire du sport de manière intensive. L'expérience est très intéressante, ne serait-ce que pour faire cette distinction entre faim et envie de manger et ne mettra absolument pas en péril votre objectif. Par contre, ne compensez pas votre journée de jeûne en vous empiffrant le lendemain. Reprenez simplement votre plan alimentaire comme d'habitude.

D'un point de vue sportif, si certaines stratégies se confondent avec les stratégies alimentaires, on peut également utiliser d'autres approches pour favoriser la mise en place et le maintien d'un plan d'activité physique :

- **Ne pas en faire trop, trop vite** : votre motivation peut être très grande au démarrage et vous emmener vers un engagement sportif trop important, trop vite. Si vous n'avez pas fait de sport depuis longtemps, commencez progressivement, avec deux heures de sport par semaine environ. Vous pourrez toujours augmenter la voilure plus tard en rajoutant 30 minutes de cardio, en augmentant le nombre de vos séances, en complétant votre sport principal par une autre activité physique, ou en faisant vos trajets en vélo ou à pied. Allez-y étape par étape.

- **Respectez votre emploi du temps** : certes, il faut que vous dégagiez du temps pour le sport, et je ne vous invite bien entendu pas à vous trouver des excuses à tout bout de champ. Faire du sport vous permettra de mieux gérer votre stress, de vous détendre, de vous ressourcer et d'être plus efficace au travail. Néanmoins, si vous n'avez techniquement pas le temps de faire 1h de sport un certain jour à cause d'autres engagements, contentez-vous de 30 minutes, ou choisissez un autre jour pour faire du sport. Vos séances de sport doivent être des rendez-vous comme les autres : vous pouvez les décaler exceptionnellement, si le contexte l'impose. Le but n'est pas de faire de votre transformation physique quelque chose qui va à contre-courant de vos autres objectifs et engagements. L'idée est au contraire d'insérer ce projet dans le flux de vos activités. Vous aurez peut-être besoin de réorganiser votre emploi du temps à la marge, mais ne cherchez pas à tout changer pour insérer vos séances de sport (au mépris de vos autres engagements).

- **Trouver des partenaires pour l'activité physique** : une des meilleures façons de rester motivé(e) est de retrouver un(e) ami(e) pour pratiquer une activité physique. Si vous vous êtes donné rendez-vous, vous serez en quelque sorte tenu(e) de faire votre séance de sport, même si votre motivation flanche ce jour-là. Vous pourrez en plus vous encourager mutuellement à poursuivre vos efforts. Cette approche est également valable pour la mise en place de votre plan alimentaire, mais il peut être moins aisé de trouver quelqu'un avec un objectif similaire au même moment.

- **Pratiquer un sport près de chez vous ou de votre lieu de travail** : l'aspect pratique n'est pas non plus à négliger. Si votre club, votre salle ou votre lieu de pratique sportive est près de chez vous ou de votre travail, vous pourrez facilement vous y rendre sans avoir à faire de détours. Il faut que l'accès physique à votre activité sportive soit simple et rapide pour que le déplacement vers ce lieu ne représente pas un effort supplémentaire.

- **Rendre facile d'accès la nouvelle habitude sportive** : il s'agit ici également de faire en sorte que votre activité physique s'impose à vous directement. Si vous avez prévu de faire du sport le lendemain matin au réveil, mettez vos baskets et votre tenue de sport au pied du lit. Si vous prévoyez de faire du sport en sortant du travail, préparez votre sac de sport et laissez-le sur le siège conducteur de votre voiture. Vous serez alors immédiatement rappelé(e) à votre engagement au moment de la débauche.

- **Préparer le contenu de vos séances de sport à l'avance** : comme pour l'alimentation, il faut que vous sachiez à l'avance ce que vous allez faire dans la semaine. Vous devez donc déterminer un moment, une durée et un contenu pour chaque séance de sport. Le contenu sera bien entendu plus ou moins facile à détailler selon l'activité pratiquée. Si vous faites du sport en club, le contenu sera à la charge de votre entraîneur. Si vous faites de la musculation, vous devez arriver à la salle avec un plan d'exercice détaillé pour que vos séances soient efficaces. En clair, planifiez tout en vous laissant un peu de marge de manœuvre, comme nous l'avons vu au chapitre 6.

- **Mesurer et suivre vos résultats** : ce qui est valable pour un objectif précis reste valable pour tous les autres. Pour le sport, il faut que vous suiviez votre activité. Selon les cas, cela peut simplement consister à noter que vous avez accompli les séances prévues, ou à noter le détail de chaque séance (distance parcourue, nombre de séries et de répétitions d'un exercice de musculation, durée, fréquence cardiaque, etc.). Si vous souhaitez suivre plus facilement le contenu de vos séances, munissez-vous d'accessoires de fitness et/ou d'applications gratuites pour smartphone prévues à cet effet.

Tous ces conseils devraient vous mettre sur la bonne voie. Mais un autre aspect important de la mise en place de votre plan d'action dépend de la dimension sociale.

b. PRENDRE EN COMPTE LA DIMENSION SOCIALE

Nous venons d'effleurer l'aspect social dans la partie précédente en proposant certaines stratégies qui s'appuient sur vos relations. Nous allons dans les prochains paragraphes explorer d'autres manières d'utiliser ce levier. Je vous propose aussi de découvrir quelques stratégies pour vous protéger d'influences et de pressions sociales contre-productives.

Commençons par la prévention du négatif. Si vous avez identifié dans votre environnement certaines personnes qui risquent d'être des freins à votre projet, vous avez deux options. Tout d'abord, vous pouvez tenter de les associer en prenant le temps de leur expliquer votre démarche et les raisons de son importance pour vous. Prendre le temps d'expliquer les choses peut souvent éviter bien des incompréhensions. Si ces personnes ne sont pas suffisamment proches pour avoir ce type de conversation, ou que vous savez qu'elles ne respecteront pas votre engagement (en vous proposant sans arrêt de vous écarter de votre plan), vous pouvez choisir de démarrer votre projet sans leur en toucher un mot, afin de vous prémunir de tout discours décourageant. Vous pouvez également raréfier vos échanges avec ce type de personnes si elles restent parfaitement hermétiques à votre démarche et qu'elles risquent de vous solliciter fréquemment de manière contre-productive. Il faut vous protéger des influences négatives qui vont nuire à votre objectif visant un mieux-être.

A l'inverse, les autres peuvent être une ressource formidable et un soutien sans pareil à la motivation. Je l'ai évoqué dans les précédentes pages : partager votre projet de transformation corporelle ou votre objectif physique avec une ou plusieurs personnes peut réellement vous aider à tenir le cap. Si certains de vos amis souhaitent aussi transformer leur physique, ou que d'autres sont susceptibles de pratiquer une activité physique avec vous, cela vous aidera à rester motivé(e). A l'inverse, vous les aiderez pareillement en cas de difficultés, renforçant ainsi votre engagement vis-à-vis de vos objectifs. Même sans aller jusqu'à partager un objectif similaire avec vos proches, vous pouvez tout simplement vous engager à tenir un certain objectif à une certaine date auprès de votre famille ou de vos amis. Fixez un objectif réaliste mais ambitieux et partagez-le. Vous vous sentirez alors comptable de vos actes, ce qui peut constituer une source complémentaire de motivation. De plus, vos proches sauront dans quelle démarche vous vous inscrivez et pourront vous aider à tenir vos objectifs dans les moments de « tentation » que vous rencontrerez.

Si vous êtes très branché(e) numérique, sachez que des applications comme stickK[a] permettent de déterminer un objectif, d'inviter un ami à être un « arbitre » qui sera en charge de suivre vos progrès, ou encore de choisir des amis qui vous soutiendront dans votre démarche (entre autres fonctionnalités).

Ceci étant dit, il ne faut pas vous couper de votre environnement social et refuser toutes les sorties sous prétexte que vous êtes « au régime » (même si le terme n'est pas vraiment approprié ici). Restez socialement actif(ve). Si par contre vous allez boire des bières 3 fois par semaine, il faudra effectivement réduire la fréquence de ces sorties. Mais quoi qu'il en soit vous pouvez avoir une vie sociale tout en ayant un plan alimentaire (c'est même indispensable). Il faut pour cela à la fois anticiper les choses lors de l'élaboration de votre plan, puis juste avant son application effective. Il est parfaitement possible de prévoir les imprévus

---

[a] www.stickk.com

et les risques d'écarts la plupart du temps. C'est à cet aspect que nous allons désormais nous attaquer.

C. PREVOIR LES IMPREVUS

Afin de vivre sereinement votre aventure de transformation corporelle, il faut anticiper les choses au maximum, comme je l'ai déjà souligné.

Vous avez peut-être souvent l'opportunité de faire des apéritifs ou des soirées entre amis. Plusieurs stratégies sont possibles en fonction de ce qui se passe dans ces soirées, qui peuvent mêler alcool et aliments très caloriques. Tout d'abord, il est assez difficile de se rendre compte de ce qu'on mange si on n'y prête pas attention. On peut facilement enchaîner les bouchées sans avoir la moindre idée des quantités consommées. C'est pour cela qu'il est important de prévoir une approche particulière pour ce genre d'événement. Si vous avez la possibilité d'y consommer des aliments peu caloriques, de limiter votre consommation d'alcool et que vous savez résister à la tentation, vous pouvez très bien participer à ces évènements sans problème tout en respectant vos objectifs. Il faut également dans ce cas que les personnes présentes ne vous mettent pas la pression pour vous « lâcher » et faire des écarts très importants. Si cela n'est pas possible ou envisageable, vous pouvez aussi bien anticiper les choses en consommant principalement des protéines dans la journée, et en réservant le gros de vos calories pour la soirée en question. Cela est valable à la fois pour la sèche et pour la prise de masse, car dans ce dernier cas on ne veut pas dépasser sa DEJ de 50%, au risque de prendre beaucoup de gras (cet effet étant renforcé par la consommation d'alcool – voir la partie II-e du chapitre 2, p.56). La seule différence en prise de masse est que vous pouvez manger un peu plus le reste de la journée précédant la soirée en question.

Au restaurant, les mêmes principes s'appliquent. Vous pouvez soit choisir des plats moins caloriques, soit anticiper au maximum en consommant principalement des protéines pendant la journée et en gardant l'essentiel de vos calories pour ce repas à l'extérieur.

Tous ces événements peuvent constituer des repas de triche, mais attention car on peut vite consommer 1000 calories lors de telles occasions. Cela aura pour effet de limiter voire d'annuler les efforts de la semaine. Je vous rappelle qu'un repas de triche ne consiste pas à s'empiffrer et à manger n'importe quoi, mais à se faire simplement plaisir tout en étant raisonnable.

Notez bien qu'avec le temps et la pratique, vous aurez une meilleure connaissance de la composition calorique des aliments et vous saurez donc plus facilement comment gérer ce genre de moments. De plus, en faisant votre bilan hebdomadaire, vous connaîtrez précisément l'impact de votre comportement alimentaire lors de ce type d'événements sur l'évolution de votre composition corporelle.

Les imprévus peuvent aussi concerner les repas de travail ou les rendez-vous qui décalent les séances de sport. Pour les repas de travail, visez les options les plus proches de vos objectifs d'un point de vue calorique. Avec le temps vous gagnerez en précision. Par contre, si ces repas n'autorisent pas ce genre de « gestion » pour diverses raisons, je vous invite à lire le prochain point traitant des « sorties de route ». Concernant les séances de sport, prévoyez à l'avance des créneaux de récupération ou des activités sportives faciles d'accès pour compenser une séance de sport ratée (notamment si c'est une séance en club à un horaire précis). En ayant des solutions de substitution, vous pourrez plus facilement compenser les imprévus. Même si l'équivalence entre deux activités physiques n'est pas parfaite, peu importe : si vous visez un effort et/ou une durée similaire, cela devrait parfaitement faire l'affaire.

d. PRÉVOIR LES SORTIES DE ROUTE

Malgré une prévision intelligente, la vie est faite de surprises et de moments où l'on est moins en capacité de respecter ses objectifs. Vous allez nécessairement avoir des moments de « rechute », commettre des écarts ou être sujet(te) à des baisses de motivation, que ce soit au niveau de l'alimentation ou de l'activité physique. Il faut anticiper cela pour ne pas paniquer le moment venu et tout voir en noir et blanc. Quand vous faites un écart, cela ne réduit pas à néant **tous** vos efforts : inutile de paniquer ou de tout abandonner. Les choses progressent rarement en ligne droite. Il faut accepter d'être faillible et prévoir des manières de réagir et de compenser (ex : marcher un peu plus ; ne pas manger de dessert ; se donner un peu plus de temps pour arriver à son objectif ; etc.).

En cas d'excès, vous pouvez vous rattraper dès le lendemain, ou plus tard dans la semaine. Vous pouvez par exemple supprimer une de vos collations de la journée, ou réduire les quantités de certains repas, en privilégiant bien sûr la baisse des glucides et/ou des lipides. Vous pouvez ainsi réduire vos calories le lendemain d'un excès, mais sans pour autant aller dans l'extrême inverse : cela ne serait bon ni pour votre métabolisme, ni pour votre mental. Vous pouvez aussi décider d'annuler votre repas de triche de la semaine pour compenser un écart. Encore une fois, tout dépend de l'ampleur de l'excès. L'activité physique est une autre manière de compenser. Selon l'importance de l'écart commis, vous pouvez aller courir, marcher 20 minutes, ou au contraire faire une séance de sport plus longue. Le lendemain de votre écart vis-à-vis du plan alimentaire prévu, pesez-vous. Attention par contre, cette mesure peut-être bien plus élevée pour diverses raisons liées aux aliments et aux boissons consommés. Pesez-vous deux jours de suite pour avoir une meilleure idée des conséquences de votre écart. Cela ne doit pas vous empêcher d'alléger votre alimentation ou de faire un peu plus de sport dès le lendemain, mais doit vous rappeler qu'une mesure ponctuelle est très incomplète et ne doit pas entraîner des réactions de panique et des compensations extrêmes. Il faut donc compenser les excès, sans excès !

J'ai surtout parlé de sèche dans les précédents paragraphes, mais la prise de masse peut aussi poser des problèmes à certain(e)s. Les sorties de route concernent ici plutôt des repas « sautés » à cause du travail ou d'autres préoccupation. Pour vous aider dans votre démarche, vous pouvez prévoir des collations « sur le pouce » faciles à ingérer en peu de temps. Je ne vous conseille bien sûr pas de remplacer tous vos repas par des substituts liquides. Néanmoins, un shaker de protéines et un fruit peuvent vous aider à facilement atteindre l'objectif calorique visé sans avoir à faire un « double » repas plus tard dans la journée. Vous pourrez ainsi consommer quelques calories facilement à la place du repas « sauté », puis rajouter le reste des calories manquantes en augmentant les portions des repas suivants.

Enfin, je voudrais vous parler de l'aspect émotionnel de la nutrition. L'alimentation est en effet une manière de gérer les émotions pour beaucoup d'entre nous. Lorsqu'un événement de la vie nous perturbe, nous avons parfois tendance à lâcher du lest au niveau alimentaire. Ayez conscience de cela. Parfois, la vie nous impose une révision de la priorité de nos objectifs. Peut-être aurez-vous besoin d'une pause d'une semaine où vous vous concentrerez sur autre chose avant de penser à nouveau à l'alimentation. Restez simplement vigilant(e) et travaillez au problème qui vous accapare en priorité : chaque chose en son temps. Si vous le pouvez, utilisez le sport pour vous défouler et pour vous détendre, cela vous aidera psychologiquement et vous permettra de maintenir votre cap pendant votre pause, même si vous suspendez votre plan alimentaire. Je ne vous invite bien entendu pas à tout lâcher à la moindre contrariété, mais il faut rester réaliste et humain : si quelque chose d'important et de difficile se passe dans votre vie, cela doit être prioritaire.

II.   Ajuster en fonction de la progression

Comme nous avons déjà très largement parlé des rythmes de progression en sèche et en prise de masse, je vais ici simplement rappeler l'essentiel.

a.   PRISE DE MASSE

Le rythme optimal d'une prise de masse « propre » (une prise de muscle avec une prise de gras limitée) est de 250g à 500g par semaine pour les hommes et de 125g à 250g par semaine pour les femmes. Notez cependant qu'il est possible de prendre un peu plus de poids au début si vous sortez d'une sèche, et ce même si vous avez appliqué une phase de transition (ce que je vous conseille). Dans ce cas les muscles se remplissent à nouveau complètement d'eau et de glycogène, ce qui peut expliquer un léger excès sur la balance.

Si vous prenez nettement plus que 250-500g (H) /125-250g (F) par semaine après le démarrage, baissez légèrement votre total calorique quotidien de 50-100 calories (lipides et/ou glucides). Faites votre bilan hebdomadaire une semaine plus tard pour savoir si cet ajustement a été suffisant pour vous ramener dans une fourchette de progression correcte.

A l'inverse, si vous n'arrivez pas à prendre du poids, augmentez légèrement votre apport calorique quotidien de 100-150 calories en augmentant les glucides. Vous pourrez évaluer l'effet de ce changement au bout d'une semaine lors de votre bilan hebdomadaire.

b. LA SECHE

Le rythme optimal d'une sèche protégeant au maximum votre masse musculaire est de 500g à 1kg de perte de poids par semaine environ. Évidemment, si vous avez beaucoup de gras à perdre (au-delà de 25% pour les hommes et 30% pour les femmes), vous pouvez viser de 1,5kg à 2kg par semaine voire légèrement plus dans les premiers temps. Mais au bout de quelques semaines vous devriez revenir à une perte de poids plus lente.

Si vous perdez du poids trop vite en perdant du muscle de manière importante vous aurez tout intérêt à augmenter votre apport calorique quotidien d'environ 50 à 100 calories en privilégiant les glucides. En fonction de votre bilan la semaine suivante, conservez ce déficit ou ajustez-le.

Si au contraire vous n'arrivez pas à perdre de poids, baissez légèrement votre apport calorique quotidien de 100-150 calories pour la semaine suivante (en baissant prioritairement les lipides et éventuellement les glucides selon vos préférences). Ne descendez bien sûr pas sous votre MB.

c. L'AJUSTEMENT CALORIQUE EN QUELQUES MOTS

Vous l'aurez compris, il vous faudra changer le total calorique quotidien de votre plan alimentaire si vous stagnez ou si votre progression est trop rapide. Vous pouvez bien entendu également ajuster votre ratio glucides/lipides en fonction de vos sensations, notamment de votre énergie, et de vos performances sportives. Au bout d'un certain temps de sèche ou de prise de masse, il est possible que votre total calorique ne soit plus adapté, étant donné les changements de composition corporelle et de métabolisme qui auront déjà eu lieu. Dans ces cas-là, il peut être intéressant de refaire un diagnostic complet pour calculer à nouveau vos besoins en calories. Vous saurez ainsi si votre total calorique quotidien doit être grandement réajusté. Notez qu'en général cela n'est pas nécessaire avant au minimum 6 semaines de prise de masse ou de sèche, et que cela dépend bien entendu de votre composition corporelle de départ et de votre objectif final. Nous allons reparler de ces aspects en détail dans les prochaines pages de ce chapitre.

Vous remarquerez probablement qu'ajuster vos calories sur le plan alimentaire est assez aisé. Il suffit souvent simplement de baisser ou d'augmenter les doses d'un aliment particulier. Par exemple, si vous mangez des pâtes ou du riz, changer légèrement la quantité consommée permettra facilement de faire varier votre total calorique quotidien de 50 à 150 calories. Bien sûr, vous êtes libre d'ajuster votre plan comme bon vous semble. Tachez simplement autant que possible de ne pas faire varier les protéines, mais plutôt les glucides ou les lipides.

III.   Savoir quand lever le pied

Transformer son physique est un objectif ambitieux et qui demande de la patience. Au risque de me répéter, la vie vous obligera parfois à faire des pauses, et il n'y a aucun problème à cela. Il vaut mieux atteindre votre objectif avec quelques semaines de retard plutôt que de vous acharner pendant plusieurs semaines malgré des événements qui nécessitent de prendre une pause, pour finalement jeter l'éponge.

a.   LA SEMAINE DE RECUPERATION

Concernant le sport tout d'abord, il est intéressant d'alléger votre programme régulièrement. Si vous faites de la musculation notamment, vous aurez besoin de faire des semaines allégées (moins de séances voire aucune) toutes les 6 à 8 semaines environ. Pour tout autre activité physique, il est également bon de lever le pied régulièrement, surtout si vous faites plus de 5 heures de sport par semaine. Si vous pratiquez une activité en club, les vacances scolaires vous forceront à prendre ces pauses. Pour toute autre activité, vous pouvez vous autoriser une relâche à la fréquence que je viens d'évoquer. Dans ce cas, vous pouvez diviser le nombre de vos séances par deux, tout en gardant le même apport calorique. Vous perdrez moins voire pas de poids en sèche, et vous en prendrez un peu plus en prise de masse. Cela importe peu : votre corps pourra récupérer et vous bénéficierez d'une pause psychologique. Ces semaines sont l'occasion de faire le point, de réajuster votre programme ou de profiter du temps dégagé pour faire autre chose. Au bout d'une semaine, votre activité physique vous manquera probablement, et il sera temps de vous y remettre avec plaisir !

b. LA MALADIE

Si vous êtes malade, il est évident qu'il vous faudra faire une pause. Prévoyez de vous soigner et de récupérer pour vous remettre sur pied rapidement. Il sera inutile de poursuivre votre sèche ou votre prise de masse ainsi que votre activité sportive pour au final traîner un problème de santé sur quinze jours. Réduisez, voire annulez vos séances de sport et mangez l'équivalent de votre DEJ. L'important est de prioriser la récupération et la guérison : laissez votre corps respirer pour vous remettre au travail plus tard. C'est un contretemps, mais si vous l'ignorez, il gagnera en ampleur. Il est préférable de guérir vite afin de vous remettre à votre objectif de transformation physique au plus tôt.

c. LES PERIODES DE FETES

En ce qui concerne la période des fêtes, vous pouvez soit décider de compenser les repas prévus par du sport et une modification de votre alimentation avant ou après les repas en question, ou au contraire vous autoriser des écarts pour profiter pleinement des choses. Un ou deux repas ne vous feront pas reprendre 5 kg en sèche, et ne vous feront pas prendre du gras très vite en prise de masse. Si vous vous stressez trop, vous n'apprécierez pas ces moments conviviaux et vous risquez au final de vous écarter très largement de votre but. Organisez-vous pour apprécier ces moments : changer de physique n'implique pas de se rendre malheureux pour y arriver.

d. Les vacances

Enfin, si vous partez en vacances, vous serez probablement obligé(e) de faire des compromis alimentaires et sportifs. Vous pourrez toutefois vous organiser pour consommer des repas correspondant dans l'ensemble à votre DEJ grâce aux bonnes habitudes que vous aurez prises et aux compétences que vous aurez développées (sauf si vous partez en vacances 2 semaines après le début de votre plan – dans ce cas, attendez de revenir pour vous mettre au travail). Pour le sport, les vacances sont souvent l'occasion d'en faire, ou de tester de nouvelles activités physiques. Si vous faites plutôt du tourisme urbain, le simple fait de marcher toute la journée constituera déjà une activité physique conséquente (surtout si vous êtes assis devant un écran au travail le reste de l'année). Soyez créatif(ve) et anticipez ici aussi : vous pouvez faire des circuits de musculation/fitness au poids du corps (pompes, exercices pour abdominaux, squats, etc.) ou prendre vos baskets pour aller courir. Ne faites pas de ces aspects une obsession et profitez de vos vacances. Tentez simplement de joindre l'utile à l'agréable en intégrant du mouvement dans vos escapades !

IV. Quand arrêter ?

Que votre objectif représente une première étape ou vous emmène directement au terme de votre projet de transformation corporelle, il faut savoir quand vous arrêter pour faire le point ou pour changer de direction (dans le cas où vous prévoiriez une prise de masse après une sèche ou l'inverse). Regardons à nouveau quels sont les critères d'arrêt dans chaque cas de figure.

a. Seche

Si votre sèche n'est qu'une première étape suivie d'au moins un cycle prise de masse/sèche, je vous conseille de vous arrêter à 10/11% de gras pour les hommes et aux environs des 20% pour les femmes. Ainsi, vous n'aurez pas à rentrer dans la phase un peu plus difficile consistant à perdre les quelques pourcents de gras restant – si c'est ce que vous souhaitez – pour rien. Autant faire ce travail lors de votre ultime sèche, quand vous serez globalement satisfait(e) de votre masse musculaire et que vous ne voudrez plus travailler que sur votre définition musculaire.

Si vous êtes par contre dans votre dernière sèche et que vous souhaitez atteindre des taux de gras plus faibles, je vous conseille de faire une pause en revenant à un niveau calorique de maintien d'abord (encore une fois vous pouvez très bien vous maintenir à un taux de gras plus élevé selon votre bien-être, vos préférences esthétiques, vos besoins sportifs et vos envies en termes de style de vie et d'alimentation).

Pour résumer, que vous soyez dans votre dernière sèche ou dans une première sèche constituant une étape dans votre projet de transformation corporelle, vous devrez revenir progressivement à la normale avant d'entamer une ultime sèche, une prise de masse ou pour maintenir votre physique. Voyons comment procéder dans les prochains paragraphes.

b. Sortir d'une seche

En sortant d'une sèche, on a souvent envie de repasser très vite à une alimentation moins restrictive. C'est malheureusement une approche contre-productive qui peut vous faire perdre une partie des fruits de vos efforts. Manger plus que de nécessaire pour « compenser » après la fin d'une sèche peut faire prendre du gras à un rythme accéléré[206]. Il faut donc au contraire remonter l'apport calorique progressivement pour arriver au niveau de sa DEJ. Pour ce faire, augmentez votre apport calorique par rapport à celui du plan alimentaire de sèche de 150 kcal une fois par semaine. En gros si vous êtes à 2000 kcal par jour en sèche, vous allez revenir à 2150 kcal par jour pour la première semaine de transition, puis à 2300 kcal par jour la deuxième semaine, etc. Augmentez vos glucides et vos lipides selon vos préférences, en privilégiant néanmoins les glucides.

Pendant cette période, il est possible que vous preniez un peu de poids ou au contraire que vous en perdiez. En augmentant votre apport calorique, vous aller stocker un peu plus d'eau et de glycogène dans les muscles, ce qui peut expliquer une légère prise de poids. Ne paniquez pas et poursuivez jusqu'à atteindre votre DEJ. Une fois cet objectif atteint, vous pourrez élaborer un nouveau plan alimentaire de maintien, ou passer directement à une prise de masse après une semaine où vous mangerez au niveau de votre DEJ.

c. PRISE DE MASSE

Comme je l'ai souligné précédemment (voir partie I du chapitre 4 p.96), il vaut mieux arrêter votre prise de masse lorsque vous atteignez un taux de gras de 15-17% pour les hommes et de 25 à 27% pour les femmes. Il sera en effet difficile de prendre préférentiellement du muscle au-delà de ces valeurs. Ceci n'est bien entendu valable que si vous avez prévu d'effectuer une sèche après votre prise de masse. Si vous avez au contraire séché jusqu'à 10% ou 20% de gras selon votre sexe et que vous préférez les sensations et l'esthétique d'un taux de gras légèrement supérieur à ces dernières valeurs, vous pourrez vous arrêter une fois le taux visé atteint.

Concernant la transition après la fin d'une prise de masse, celle-ci est assez transparente, comme nous allons le voir.

d. SORTIR D'UNE PRISE DE MASSE

Après une prise de masse, plusieurs options s'offrent à vous : vous pouvez commencer par revenir à un apport calorique quotidien correspondant à votre DEJ, ou directement enchaîner avec une sèche. Contrairement à la transition indispensable qui suit une sèche, vous n'êtes donc pas obligé(e) de changer progressivement votre apport calorique après une prise de masse. Il est d'ailleurs probable que vous soyez « fatigué(e) » par le fait de manger beaucoup de calories, et la restriction alimentaire sera sans doute bienvenue (au moins dans les premières semaines).

e. MAINTENIR SON PHYSIQUE

Une fois que vous avez atteint votre objectif final, il vous suffit de manger aux alentours de votre DEJ pour maintenir votre composition corporelle. Dès que vous souhaitez modifier celle-ci, vous pouvez immédiatement repartir en sèche ou en prise de masse selon votre taux de gras et votre objectif. Une fois que vous aurez développé une certaine masse musculaire, vous pourrez aussi décider d'avancer plus modérément en faisant une prise de masse très lente, avec un surplus calorique d'1 ou 2% par rapport à votre DEJ. Vous pouvez aussi adopter une autre stratégie qui consiste à manger un peu plus les jours de sport et aux alentours de votre DEJ les jours sans activité physique. Le maintien est donc une phase qui à priori ne s'arrête que si vous vous êtes éloigné(e) de l'équilibre par inadvertance ou si vous souhaitez vous relancer dans une nouvelle étape de développement physique. Je vous invite à consulter le dernier chapitre de ce livre pour un guide détaillé du maintien une fois votre objectif final atteint (voir p.230).

V. En résumé

Et voilà, nous sommes arrivés à la fin de la mise en pratique de votre plan de transformation corporelle ! Vous l'aurez compris, outre les détails « techniques » relatifs au plan alimentaire et aux calories, il faut prendre en compte la situation et l'environnement dans lesquels vous allez mettre en place le plan échafaudé au préalable. L'emploi du temps, l'environnement social, les imprévus : anticiper un maximum de choses permet de rester serein(e) face aux difficultés. Vous aurez de cette manière la garantie d'avancer, malgré les coups durs ou les moments compliqués qui vous empêcheront d'appliquer votre plan à la lettre.

Pour vous y retrouver en termes de sèche et de prise de masse, je vous propose pour terminer ce chapitre un algorithme simplifié. Celui-ci vous permettra facilement de savoir où commencer et où arrêter en fonction de votre composition corporelle et de vos objectifs.

Algorithme du régime flexible

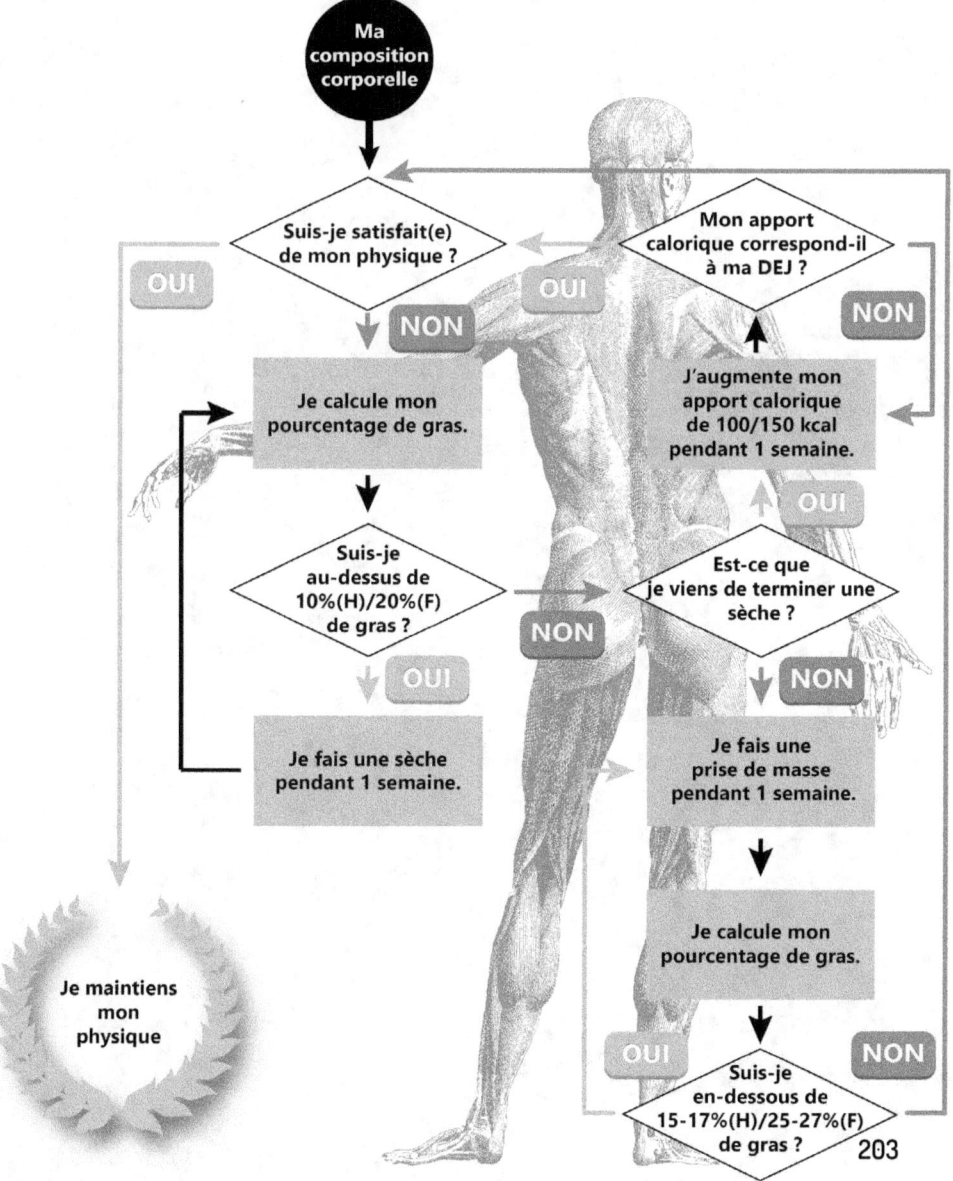

Même si nous avons couvert pas mal de terrain dans cette partie, vous rencontrerez peut-être encore d'autres obstacles, plus spécifiques. Je vais maintenant rentrer un peu plus dans le détail du désamorçage des difficultés dans la partie suivante. Je profiterai aussi de l'occasion pour focaliser mon propos sur le positif en vous aidant à prendre conscience du chemin parcouru. Après l'action, prenons le temps de l'analyse.

Partie 3
Analyser

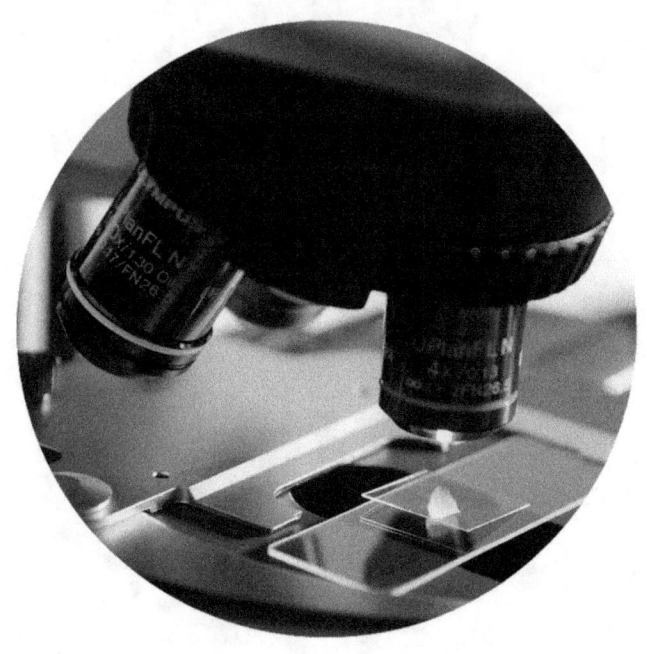

Chapitre 9.
DEPASSER LES DIFFICULTES

Quel que soit votre parcours, votre motivation, ou la justesse avec laquelle vous anticipez les obstacles, vous allez nécessairement rencontrer des difficultés dans votre processus de transformation corporelle. Il y aura toujours des choses imprévisibles, des baisses de régime, des empêchements professionnels ou personnels qui vont ralentir vos progrès. Dans ces cas-là, il ne suffit pas de persévérer, mais il faut analyser en détail **pourquoi** vos objectifs hebdomadaires ne sont pas atteints. C'est en faisant ce travail que vous pourrez ajuster votre plan alimentaire et avancer de manière efficace et sereine.

Analyser les difficultés pour les dépasser fait partie du chemin qui mène à vos objectifs. Il s'agit d'apprendre de ses erreurs, de prendre de nouveaux repères alimentaires, mais aussi d'apprendre à connaître **votre corps** et votre métabolisme. Les réactions de votre organisme à tel type d'excès ou à telle compensation sont en effet nécessairement spécifiques et différentes des réactions moyennes de la population générale. Votre état mental, votre métabolisme, vos niveaux hormonaux, votre facilité à assimiler tel ou tel macronutriment, votre composition corporelle, votre ratio de fibres musculaires de différents types et votre condition physique sont autant de variables qui font de votre cas un cas particulier. Néanmoins, cela n'empêche pas les principes généraux de s'appliquer. De même, la procédure permettant d'analyser ce qui se passe est similaire pour tout le monde. Ce travail d'analyse doit simplement être réalisé avec honnêteté : vous mentir ne vous fera pas avancer. Et évidemment, un travail d'analyse sans données est au mieux peu concluant, au pire complètement aléatoire dans ses conclusions. Prenez donc le temps de noter vos progrès au fur et à mesure, comme je l'ai détaillé et préconisé dans les précédents chapitres.

Maintenant que ces quelques principes sont posés, attaquons-nous aux différents types de difficultés que vous êtes susceptible de rencontrer dans votre parcours de transformation physique, que ce soit du point de vue nutritionnel ou par rapport à d'autres dimensions de votre projet de transformation corporelle.

I. Pas ou peu de résultats

Votre plan alimentaire vous fournit une grille de lecture pour comprendre vos résultats hebdomadaires. En effet, grâce à lui, vous pouvez analyser pourquoi vous ne progressez pas suffisamment ou pas du tout. Pour simplifier votre analyse, j'ai listé les différents cas de figure possibles dans les prochaines pages.

a. En sèche

Tout d'abord, plusieurs difficultés peuvent se présenter lors d'une sèche :

1. **Vous avez respecté à la lettre votre plan alimentaire et sportif** : si vous ne perdez pas de poids malgré cela, baissez votre apport calorique de 100 à 150kcal ou augmentez légèrement votre activité sportive. Si vous maigrissez trop vite (et que vous n'êtes pas à la fois en surpoids

important et dans les premières semaines de la mise en place de votre plan), augmentez les calories quotidiennes de 50 à 100kcal. Évaluez les effets de ces ajustements au bout d'une semaine.

2. **Vous avez fait des repas ou des apéritifs hors plan alimentaire plus d'une fois** : analysez leur contenu et voyez si cela peut expliquer votre stagnation ou votre prise de poids. Veillez à en réduire le nombre, à mieux les anticiper ou à les compenser. Prêtez également attention à votre consommation d'alcool étant donné ses effets (voir p.56).

3. **Vous avez fait un repas de triche excessif (ou une journée de triche)** : retravaillez sur votre repas de triche soit en étant plus prudent(e) en termes de calories la prochaine fois, soit en répartissant vos calories différemment le jour de ce repas (en réservant plus de calories de la journée à ce repas). Si vous avez fait une journée complète de triche, évitez de recommencer à l'avenir et contentez-vous d'un *repas* de triche.

4. **Vous n'avez pas fait l'activité physique prévue** : revenez au niveau d'activité physique prévu la semaine suivante. Si finalement la quantité prévue n'est pas tenable, refaites un diagnostic et ajustez votre plan alimentaire pour une activité physique réduite. Tâchez tout de même de garder un rythme total d'au moins 2h de sport par semaine.

5. **Vous avez sauté des repas ou fait des repas hors plan plus légers que prévus** : tentez de prendre cela en compte les prochaines fois en mangeant plus. Prenez le temps d'anticiper ces situations en réfléchissant à l'avance aux options qui colleront le plus avec vos objectifs en termes de calories et de macronutriments. Rappelez-vous que trop se priver et risquer de tomber en dessous de son métabolisme basal est contre-productif.

   b. EN PRISE DE MASSE

En prise de masse, les difficultés sont sensiblement les mêmes, avec évidemment des conséquences et des stratégies de correction différentes :

1. **Vous avez respecté à la lettre votre plan alimentaire et sportif** : si vous ne prenez pas de poids malgré cela, augmentez l'apport calorique de 100 à 150kcal ou baissez légèrement votre activité sportive si vous avez vraiment du mal à finir vos repas. Si vous prenez au contraire du poids trop vite, baissez l'apport calorique quotidien de 50 à 100kcal. Évaluez les effets de ces ajustements au bout d'une semaine.

2. **Vous avez fait des repas ou des apéritifs hors plan alimentaire plus d'une fois** : analysez leur contenu et voyez si cela peut expliquer votre prise de poids excessive ou insuffisante. Veillez à en réduire le nombre, à les anticiper ou à les compenser. Encore une fois, prenez en compte le rôle de l'alcool dans votre analyse le cas échéant (voir p.56).

3. **Vous avez fait un repas de triche excessif (ou une journée de triche)** : retravaillez sur votre repas de triche soit en étant plus prudent(e) en termes de calories la prochaine fois, soit en répartissant vos calories différemment le jour de ce repas (en réservant plus de calories de la journée à ce repas). Si vous avez fait une journée complète de triche, évitez de recommencer à l'avenir et contentez-vous d'un *repas* de triche. Sachez qu'en prise de masse le repas de triche n'est pas forcément nécessaire.

4. **Vous n'avez pas fait l'activité physique prévue** : revenez au niveau d'activité physique prévu la semaine suivante. Si finalement la quantité prévue n'est pas tenable, refaites un diagnostic et ajustez votre plan alimentaire pour une activité physique réduite. Tâchez tout de même de garder un rythme total d'au moins 2 à 3h de sport par semaine.

5. **Vous avez sauté des repas ou fait des repas hors plan plus légers que prévus** : tentez de prendre cela en compte les prochaines fois en mangeant plus. Prenez le temps d'anticiper ces situations en réfléchissant à l'avance aux options qui colleront le plus avec vos objectifs en termes de calories et de macronutriments.

II. Problématiques liées au métabolisme en sèche

a. Metabolisme ralenti

Le métabolisme de base, c'est-à-dire l'énergie consommée par le corps pour maintenir le statu quo, peut varier de manière importante entre deux personnes ayant une composition corporelle et un poids équivalents. Pour compenser un déficit énergétique au niveau de l'alimentation, le corps va puiser dans les réserves de graisses pour combler le manque. Sachez que l'essentiel de la demande en énergie du corps vient du métabolisme de base puis dans un deuxième temps seulement de l'activité physique (qui peut représenter un tiers de la dépense énergétique totale si le nombre d'heures de sport est vraiment important).

Si on baisse son apport énergétique excessivement en augmentant trop son activité physique d'autre part, l'effet sur la vitesse de perte de poids ne marchera qu'un temps puisque le corps va s'adapter en baissant son MB pour maintenir l'homéostasie. Plus on restreint ses calories et plus le corps ralentit vite et fort[60] (un ralentissement du métabolisme étant à terme inévitable suite à une période de restriction calorique[59]). Quand on veut aller trop vite le corps s'adapte également très vite. On peut alors avoir tendance à baisser encore plus l'apport calorique et à augmenter l'exercice, et on rentre ainsi dans un cercle vicieux. Soit on finit par craquer en mangeant beaucoup d'un seul coup (ce qui entraîne un stockage important de gras[207]), soit on continue à se priver et on peut alors finir sur les rotules et complètement déprimé(e).

Pour pallier ce problème, il faut remonter son apport calorique pour relancer son métabolisme ralenti. Augmentez votre apport calorique de 100 à 150kcal une fois tous les 7 à 10 jours jusqu'à atteindre votre DEJ. Une fois que votre apport calorique quotidien correspond à votre DEJ, restez à ce niveau pendant une à deux semaines avant de repartir sur une sèche. Dans l'approche préconisée dans ce livre, vous ne devriez pas arriver à des situations où votre apport quotidien est sous votre MB, puisque cela est contreproductif et mettrait votre santé en danger sur le long terme.

Néanmoins, si vous êtes dans cette situation avant de commencer votre nouveau plan alimentaire, passez par cette phase de « remise à niveau » de votre métabolisme.

b. Metabolisme basal atteint sans avoir atteint son objectif

Ici, nous sommes confrontés à un problème qui partage de nombreuses caractéristiques avec celui du métabolisme ralenti dont nous venons de parler. Si pendant 10 jours, vous n'arrivez plus à perdre de poids tout en mangeant tout juste assez de nourriture pour couvrir les besoins de votre MB, il faut inverser la tendance en remontant progressivement votre apport calorique quotidien de 100 à 150kcal une fois tous les 7 à 10 jours, comme décrit dans le point précédent. Faites cela jusqu'à manger à hauteur de votre DEJ, restez à ce niveau pendant deux semaines puis repartez à la baisse comme vous l'aviez fait au début de votre sèche. Vous pouvez bien sûr également augmenter votre activité sportive si vous avez du temps et que vous ne faites pas déjà de nombreuses heures de sport dans la semaine. Cependant, vous ne pourrez pas indéfiniment augmenter votre dépense énergétique avec le sport. En outre, en ayant atteint un seuil « plancher » de calories, vous n'aurez plus non plus accès au levier alimentaire pour relancer la perte de gras. C'est là que cette approche de « relance » est pertinente.

Pour être un peu plus explicite sur le sujet, sachez que cette approche est connue sous la dénomination de « régime inversé » ou « reverse dieting » en anglais. Cela implique une augmentation graduelle du total calorique quotidien ayant pour objectif d'augmenter progressivement le métabolisme de base. C'est une manière de ramener le métabolisme à la normale après une période de restriction où il aura nécessairement ralenti[208]. Quand on se met en déficit calorique, nous l'avons vu, le corps cherche à réduire sa dépense énergétique et à faire en sorte qu'on mange plus[209]. Des adaptations hormonales se produisent alors et font en sorte que le corps brûle moins de calories au repos, bref, que le métabolisme basal baisse[210]. Le corps cherche en fait simplement à rétablir un état d'équilibre (homéostasie).

Le fait de baisser son apport calorique entraîne également une baisse du NEAT, c'est-à-dire de l'activité physique non liée au sport (on a moins la « bougeotte », on prend moins les escaliers, etc.). Cette activité spontanée baisse avec l'apport calorique de manière inconsciente[211]. Cette baisse de dépense énergétique liée au NEAT peut même perdurer assez longtemps après la fin d'une sèche[206]. La baisse de votre poids va également faire que votre activité physique sera moins exigeante en énergie[212] (mais pas forcément moins éprouvante). Mais ces adaptations sont normales et non dangereuses, il ne s'agit pas ici de « dégâts » qui seraient irréversibles mais simplement d'un processus d'adaptation. Tout ceci explique les problèmes de stagnation malgré une application rigoureuse d'un plan alimentaire et sportif, et justifie donc l'approche de relance dont nous venons de parler.

C. JE NE PERDS PLUS DE POIDS

Là encore, il faut analyser le détail de votre stagnation. Sachez tout d'abord que si vous avez beaucoup de gras à perdre ou que vous visez des taux de gras sous les 10% pour les hommes ou 20% pour les femmes, vous allez très certainement atteindre des plateaux en cours de route.

Premièrement, avec un suivi détaillé, vous saurez si votre stagnation en termes de poids signifie une stagnation en termes de composition corporelle. Si vous ne perdez pas de poids mais que vous gagnez du muscle et perdez de la graisse, aucun souci ! Évaluez aussi votre alimentation. Est-ce que vous respectez votre plan alimentaire ? Faites-vous des écarts ? Même chose pour le sport : faites-vous l'activité physique prévue ? L'activité physique en question a-t-elle baissé en termes d'intensité ? A supposer que vous respectiez votre plan alimentaire et sportif, vous pouvez alors agir sur votre programme. Ainsi, si votre taux de gras ne bouge pas, et que vous respectez votre plan d'action, il va falloir vous adapter. Comme toujours, deux leviers d'action sont possibles :

- Augmenter votre activité physique pour augmenter votre DEJ ;

- Baisser votre apport calorique pour avoir un déficit calorique plus important.

Evidemment, cela n'est valable que si vous pouvez encore augmenter votre activité physique (généralement, si vous faites déjà 5 ou 6h de sport par semaine, cela peut devenir compliqué), ou baisser votre apport calorique sans tomber sous votre métabolisme basal. Si ce n'est pas le cas, il va falloir revenir à votre DEJ progressivement pour « relancer » votre organisme avant de reprendre la perte de gras. Les deux points précédents détaillent cette approche, inutile donc de la reprendre ici.

III. Difficultés à atteindre les objectifs en macronutriments

Avant même de commencer à parler de ce problème d'ajustement des macronutriments, je tiens à nouveau à insister sur le fait qu'il est inutile de vouloir respecter les objectifs calculés à la calorie ou au gramme près. Si vous êtes à peu près dans les proportions et quantités visées, tout va bien. S'il vous manque 10g de protéines sur 200g quotidiens, ce n'est clairement pas un souci. Si vous n'atteignez pas votre objectif calorique à 15 calories près, ce n'est pas non plus dramatique. Si vous n'êtes pas exactement à votre objectif calorique, sachez néanmoins qu'en sèche il vaut mieux être légèrement en-dessous qu'au-dessus, et inversement en prise de masse. Ce rappel effectué, rentrons dans le vif du sujet.

a. Strategies pour atteindre son objectif en macronutriments

Atteindre l'objectif en termes de macronutriments est souvent plus difficile pour les protéines que pour les glucides ou les lipides. En effet, l'alimentation moyenne est souvent modeste en protéines, et les recommandations officielles sont très largement en dessous de ce qui est nécessaire pour le développement ou la conservation de la masse musculaire chez quelqu'un d'actif. Comme j'ai largement couvert le sujet dans les chapitres précédents, je ne vais pas insister à nouveau sur ce point.

Le problème des protéines se pose souvent très vite pour certain(e)s lors de l'élaboration du plan alimentaire. Je vous ai proposé une liste d'aliments riches en protéines pour vous aider (voir le tableau p.153), mais cela ne suffit pas toujours à s'approcher de l'objectif visé. Pour d'autres, la quantité de protéines à consommer peut poser des problèmes relatifs à l'appétit. Si vous rencontrez ces problèmes, les poudres de protéines peuvent vous simplifier la vie, en apportant par exemple 30g à 40g de protéines autour de l'entraînement. Pensez à cette option, qui n'est pas plus onéreuse que l'achat de viande – au contraire – et qui peut vous aider à combler les dernières dizaines de grammes qui vous manquent pour atteindre votre objectif.

Un autre problème, notamment en sèche, peut venir du fait de « contenir » la quantité de graisses dans le plan alimentaire. Ici, je ne peux que vous conseiller de partir sur des cuissons moins caloriques, comme la cuisson vapeur. Cela aura déjà l'avantage de vous permettre de reprendre contact avec le goût des aliments, hors sauces et matières grasses. Vous pouvez bien entendu utiliser des épices pour relever vos plats et vous faire plaisir. Pour faire des sauces moins caloriques, vous pouvez utiliser du fromage blanc ou du yaourt grec, ou encore des purées de légumes brutes comme de la purée de tomate que vous pourrez assaisonner par la suite. De nombreuses solutions existent pour concocter des plats relevés et savoureux sans forcément ajouter beaucoup de gras. N'oubliez pas non plus que la sèche n'est pas une finalité en soi : vous pourrez plus facilement consommer plus de graisses lors du retour au maintien de votre poids (ou si vous partez sur une prise de masse par la suite).

Une autre solution consiste à revoir l'équilibre entre glucides et lipides pour manger un peu plus de lipides et un peu moins de glucides. A vous de faire des essais et de trouver l'équilibre qui vous permet d'avoir assez d'énergie pour vos séances de sport sans vous donner faim (les lipides étant plus caloriques, on mangera moins en termes de volume avec des lipides hauts et des glucides bas que dans le cas inverse). L'important est d'avoir de bonnes sensations et d'avoir un régime qui vous assure des résultats tout en étant soutenable pour vous. N'hésitez donc pas à jouer sur le ratio glucides/lipides en observant semaine après semaine les effets de ces ajustements lors de vos bilans hebdomadaires.

Enfin, si vos repas sont trop copieux ou que vous avez faim en mangeant 3 repas par jour uniquement, je vous conseille de revoir votre répartition de repas dans la journée. Vous pouvez très bien faire 3 repas et deux collations, ou vous simplifier la vie en ne mangeant que 3 repas dans une fenêtre de temps de 6h dans la journée (c'est-à-dire en faisant du jeûne intermittent). Tâchez juste de manger après l'entraînement pour bien récupérer et reconstruire vos muscles.

b. Ratio de macronutriments inapproprie

Comme je l'ai déjà dit, certaines personnes ont des sensations de baisse d'énergie en mangeant plus de glucides que de lipides, et inversement. Pour quelqu'un de complètement sédentaire, il est évident que manger plus de glucides n'a pas grand intérêt. Cela revient à consommer du carburant très vite disponible alors qu'on ne bouge pas tellement. Pour transformer votre physique en privilégiant le muscle au détriment de la graisse, je vous déconseille bien évidemment de vous priver de sport. Mais même si vous faites du sport, vous aurez peut-être de meilleures sensations avec un régime plus riche en lipides qu'en glucides. En réalité, il est difficile de donner un ratio précis qui fonctionnera pour tout le monde, dans tous les cas. Si vous êtes en surpoids très important, vous vous sentirez peut-être mieux en ayant un ratio de sucre plus faible par rapport aux lipides. Si vous êtes diabétique, il vous faudra évidemment baisser les glucides au profit des lipides. Au final, le plus important est de prendre en compte vos sensations pendant la journée, autour de l'entraînement, avant et après les repas (satiété, faim), etc. Je vous invite à tester, à expérimenter pour ajuster au mieux les choses pour vous. Dans la plupart des cas, un régime plus élevé en glucides qu'en lipides sera plus efficace et procurera de meilleures sensations pour quelqu'un ayant plusieurs heures d'activité physique par semaine. Mais ce ne sera peut-être pas le cas pour vous en particulier, et il vous faudra alors corriger le tir. C'est tout l'intérêt d'un suivi précis, puisqu'il vous permettra de rapidement réorienter votre plan alimentaire et sportif en fonction des résultats obtenus. Faites tout de même attention en prise de masse à ne pas avoir plus de lipides que de glucides, vous risqueriez de prendre du gras trop vite et donc de perdre en efficacité.

Pour résumer, n'hésitez pas à jouer avec le ratio glucides/lipides, en respectant toujours deux points essentiels : gardez votre proportion de protéines ainsi que votre total calorique intacts.

IV.   Difficultés psychologiques et sportives

Une chose est essentielle : on travaille **avec** son corps, pas contre lui. Il en va de même au niveau mental : si vous luttez en permanence pour résister à des tentations et vous contraindre, vous allez vous épuiser très vite et sans doute échouer. Il faut préparer le terrain pour faciliter les choses au niveau de la motivation et soutenir votre mental. De même, il faut connaître et reconnaître les signaux que notre corps nous envoie pour le respecter et faire de cette démarche de transformation corporelle quelque chose d'agréable et de positif. Voyons quelles sont les difficultés courantes rencontrées au niveau psychologique ou physiologique. Le corps et l'esprit sont effectivement inséparables dans toute démarche nutritionnelle : quand l'un flanche, l'autre suit et inversement.

a.   GERER L'APPETIT

En sèche, il arrive que certain(e)s rencontrent des problèmes relatifs à la faim ou aux fringales. Avec un déficit calorique raisonnable comme celui que je vous propose, vous ne devriez pas être affamé(e). De plus, le fait de manger des protéines[213] à tous les repas vous permettra d'augmenter sensiblement votre satiété. Les fibres présentes dans les fruits et légumes permettent également d'augmenter la satiété[214]. Si de surcroît votre régime possède une part importante de glucides, vous augmenterez aussi votre satiété par rapport à un régime pauvre en glucides[185,215,216]. Je ne peux également que vous conseiller d'éviter les glucides à index glycémique trop élevé car ils sont absorbés rapidement. Évitez de la même manière les aliments très caloriques qui vous feraient consommer 500 calories en quelques bouchées, comme certains biscuits ou desserts. Vous ne mangerez pas beaucoup de volume mais vous aurez « utilisé » pas mal de vos calories quotidiennes, sans vous « caler » au niveau de l'estomac. Enfin, manger lentement en appréciant chaque bouchée vous permettra de manger des quantités moindres avec le même degré de satisfaction[217].

Si malgré cela vous avez faim en sèche, je ne peux que vous conseiller de tenter de jeûner sur 20 à 24h (du dîner au dîner par exemple). Si vous répétez l'expérience deux ou trois fois, vous devriez avoir une meilleure perception de la différence existant entre l'envie de manger et la faim. Vous vous rendrez compte à quel point nous sommes parfois « esclaves » d'envies de manger et de pulsions alimentaires totalement déconnectées de nos besoins réels. Si vous voulez tenter l'aventure, sachez que vous ne risquez absolument aucune carence ou aucun problème sur des périodes aussi restreintes. Pour faciliter les choses néanmoins, testez le jeûne sur un jour où vous ne travaillez pas et où vous n'avez pas d'activités physiques importantes. Tâchez malgré tout d'être occupé(e) ce jour-là, sinon vous risquez de penser à la nourriture en permanence. Lorsque vous romprez le jeûne, faites un repas normal, mangez lentement et appréciez-le pleinement. Cette démarche n'est pas indispensable, mais permet vraiment de prendre conscience de notre rapport à la nourriture, dans une société où les stimulations alimentaires sont omniprésentes.

En prise de masse, le problème peut être inverse pour certain(e)s, surtout lorsque l'on s'approche de la fin, après plusieurs augmentations successives du total calorique quotidien. En effet, il peut parfois être difficile de finir son assiette au-delà d'une certaine quantité de calories. La solution est alors de prendre des aliments plus denses en calories (tout en respectant vos objectifs), ou de « boire » des calories, notamment une partie des protéines (grâce aux protéines en poudre), autrement difficiles à consommer pour vous dans la journée. Dans l'absolu, je vous déconseille de boire de grandes quantités de boissons très sucrées qui sont souvent vides en termes de micronutriments. Cependant, pour compléter votre apport calorique, un peu de jus de fruits, des smoothies et des shakers de protéines peuvent vous aider. Là encore, privilégiez autant que possible les aliments peu ou pas transformés. Avec la prise de masse, on peut néanmoins être un peu plus flexible sur ce point pour rendre l'objectif calorique final atteignable (il s'agit de finir son assiette sans se rendre malade). Mais encore une fois, ce problème ne se posera peut-être pas pour vous.

b. LA MOTIVATION

La motivation peut devenir un problème, mais cela ne se produit en général pas de manière isolée. C'est souvent l'absence de résultats ou la survenue de problèmes indépendants de la démarche de transformation corporelle qui peuvent saper votre énergie et votre implication. Pour faire face à ces difficultés, il faut commencer par analyser et suivre vos résultats quantitatifs, mais aussi qualitatifs, c'est-à-dire votre ressenti, votre humeur, votre gestion des événements, etc.

Parfois, on peut avoir besoin d'une pause, et ce n'est pas ni un drame ni quelque chose d'honteux. Manger au niveau de sa dépense énergétique pendant une ou deux semaines peut vous permettre de vous « reposer » mentalement avant de repartir sur la voie de la sèche ou de la prise de masse. Encore une fois, l'important est d'arriver à destination, peu importe si cela prend un peu plus de temps.

Si vous avez plutôt des difficultés à appliquer votre plan dans votre environnement à cause de sorties ou d'opportunités multiples de faire des écarts, questionnez-vous sur la hiérarchie de vos objectifs. Je ne vous dis pas de vous priver de tout, mais peut-être qu'il faudra réduire les sorties ou certains plaisirs pendant une certaine période. Quel est l'objectif le plus important ? Se faire plaisir maintenant et ne jamais atteindre votre objectif ou vous priver partiellement et temporairement de certains plaisirs pour être plus épanoui(e) et satisfait(e) pour des années ?

Au final, il faut vous demander pourquoi vous vous êtes investi(e) dans cette démarche de transformation corporelle à l'origine : pour vous ? pour vous sentir mieux ? pour être en meilleure santé ? pour plaire ? parce qu'on vous dit que vous devriez perdre du poids ? Il est essentiel que cette démarche vienne de vous et que sa finalité vous concerne. Bien sûr, on peut avoir envie d'avoir un certain physique pour plaire aux autres, mais il faut que cela vous permette d'être mieux dans votre corps, d'être satisfait(e), mieux dans votre peau et dans votre tête. Il faut que ce travail soit motivé par *votre* bien-être psychophysiologique et pas celui de telle ou telle personne réelle ou imaginaire. Si vous avez une baisse de motivation, prenez le temps de vous poser et de vous demander *pourquoi* vous voulez changer votre physique. Vos objectifs auront peut-être évolué avec le temps. Si vous êtes bien comme vous êtes, inutile de faire du zèle et de vous rendre malheureux(se) pour les autres ou pour ce que vous pensez que les autres attendent de vous.

c. RESISTER AUX TENTATIONS

Pour comprendre d'où viennent vos envies de grignoter – et à condition que vous ayez une bonne gestion de votre appétit (voir p.217) et de vos stocks de nourriture – il faut procéder à une analyse de la situation. Posez-vous les questions suivantes à propos des moments où vous cédez à l'envie de grignoter et/ou faites des repas excessifs ou hors plan alimentaire :

- Où cela se produit-il ?
- Quand ?
- Cela survient-il dans des moments d'ennui ?
- Quels sont vos activités avant, pendant et après ces grignotages ou repas excessifs ?
- Quelles sont vos émotions avant ces situations de perte de contrôle ? Et après ?
- Cédez-vous aux tentations parce que vous avez faim ou parce que vous avez envie de manger ?

Lorsque vous aurez répondu à ces questions, vous aurez une vision plus claire de la situation. Vous pourrez alors travailler sur la mise en place d'habitudes ou de comportements différents. Peut-être devrez-vous vous attaquer à ce qui cause les émotions négatives qui vous poussent à faire des excès, ou peut-être devrez-vous mieux occuper votre temps et votre esprit pour éviter de penser aux aliments que vous voulez éviter. Creusez la question et identifiez les problématiques à l'origine de ces comportements. Cela vous permettra de dégager des pistes et des solutions personnalisées pour gérer ces problèmes, en plus de tout ce qui est proposé dans ce livre.

d. SEANCES DE SPORT DIFFICILES

Un autre problème fréquent est lié à l'activité physique. Si vous avez du mal à faire vos séances, malgré des efforts importants, plusieurs pistes sont à explorer. Tout d'abord, si vous n'avez pas fait de sport depuis longtemps, allez-y progressivement pour que votre corps puisse s'adapter. Toutefois, si cela ne suffit pas, penchez-vous sur l'organisation de vos repas avant et après l'entraînement. Ne mangez pas de repas trop copieux avant le sport, mais assurez-vous néanmoins d'avoir consommé des glucides et des protéines au plus tard 1h avant de commencer vos séances. Peut-être aurez-vous besoin d'une collation juste avant le sport pour des raisons d'emploi du temps. A ce moment-là, privilégiez un apport en glucides et en protéines, plutôt sous forme liquide, pour que cela ne pèse pas sur votre estomac pendant vos séances. D'une manière générale, questionnez-vous sur l'organisation des repas dans la journée par rapport à vos séances. Essayez également de manger dans l'heure qui suit votre séance pour vous assurer une bonne récupération musculaire. Si vous êtes en régime cétogène, cela compliquera peut-être inutilement vos séances, surtout si vous n'arrivez pas à vous habituer à ce type d'alimentation d'un point de vue de l'énergie musculaire. Passez alors à un régime plus riche en glucides.

Si vos séances de sport sont difficiles, jetez également un œil à la qualité et à la quantité de votre sommeil. Si vous ne dormez pas assez ou mal, vous allez avoir de plus en plus de mal à récupérer. Que ce soit pour la poursuite de vos objectifs en termes d'alimentation ou de sport, le sommeil est primordial. Il a également des conséquences sur l'humeur, la productivité et la concentration, c'est donc un paramètre très important à ne pas négliger.

Enfin gardez en tête que vous pouvez être plus fatigué(e) en sèche au bout de quelques semaines, surtout si votre activité physique est assez intense. Dans ces cas-là, n'hésitez pas à faire une semaine allégée en sport toutes les 6 à 8 semaines. Cela vous permettra de récupérer et de vous « poser » tout en libérant du temps pour d'autres activités (ou pour faire un nouveau diagnostic complet de vos objectifs). Si vous n'êtes pas en sèche mais que vous êtes malgré tout fatigué(e) en permanence malgré un sommeil correct et une alimentation saine et suffisante, il s'agit peut-être de surentraînement. Là aussi, une semaine de pause au niveau du sport (ou une semaine très allégée en activité physique) pour récupérer et souffler peut faire des miracles.

En conclusion, n'abandonnez dès les premiers efforts, mais soyez tout de même attentif(ve) aux signaux de fatigue que vous envoie votre corps pour être sûr de pouvoir récupérer et avancer sûrement vers votre objectif.

e. LES CONTRAINTES ENVIRONNEMENTALES

D'autres éléments peuvent vous poser problèmes au niveau de votre environnement. Ces problématiques sont vastes et peuvent se décliner d'innombrables façons. Je vous propose de traiter de quelques problèmes courants relatifs à ce domaine dans les paragraphes suivants.

Savoir dire non : Il est parfois difficile de refuser certaines propositions de soirées ou de sorties, que celles-ci soient professionnelles ou amicales. Pour atteindre vos objectifs, il faudra cependant sans doute en réduire le nombre, ou prévoir en conséquence. Les tentations sont nombreuses autour de nous, qu'il s'agisse d'amis proposant des sorties en permanence ou de produits alimentaires qui attirent notre attention au supermarché, dans les vitrines ou dans les publicités. Il faut apprendre à résister à ces stimuli, et cela peut se faire de plusieurs manières. Avoir des objectifs clairs et bien définis avec des motivations très bien identifiées peut déjà vous aider à dire « non ». Organiser votre environnement et vos trajets pour ne pas être exposé à des produits alimentaires pouvant vous faire sortir de votre plan est une autre manière d'éviter les impairs. Si vous avez uniquement ce dont vous avez besoin pour votre plan alimentaire dans vos placards, que vous évitez de faire les courses le ventre vide et que vous refusez de passer dans certains rayons au supermarché, cela vous aidera également. De même refuser de passer devant la boulangerie vous évitera d'avoir à résister à la tentation d'y entrer pour acheter une gourmandise. Dans ces cas-là, anticipez et refusez ces tentations en amont, en évitant de vous y exposer. Enfin, comme je l'ai déjà évoqué, associez vos amis à votre projet, en leur expliquant que vous ne pourrez plus participer à autant d'événements/de sorties pendant quelques temps afin d'atteindre votre objectif. Il s'agit ici aussi d'anticiper et de ne pas avoir à donner des refus catégoriques difficiles à exprimer pour vous et difficiles à entendre pour vos amis. Associez les gens autour de vous à votre projet en en faisant des alliés. Ainsi vous n'aurez plus à dire non, à résister ou à décevoir, ou alors bien moins souvent.

Manque de temps pour le sport : Il est rare de trouver quelqu'un qui prétend avoir trop de temps. Le plus souvent on pense ne pas avoir une minute de rab dans ses journées. Mais, dans l'écrasante majorité des cas, il est possible de dégager du temps pour le sport sans sacrifier sa santé physique ou mentale. On pense tout bonnement être trop occupé pour faire du sport alors qu'une analyse détaillée montre qu'on a de la place pour une activité physique dans son emploi du temps. Pour cela, il faut que vous fassiez le relevé objectif de vos journées. Que faites-vous du lever au coucher ? Est-ce que vous passez plusieurs heures devant la télé ? Est-ce que vous faites plus de tâches ménagères que votre conjoint(e) ? Identifiez les moments dans la semaine où vous pouvez dégager du temps ou regroupez des activités pour en gagner. Si vous voulez atteindre votre objectif, vous **devez** faire une activité physique, entre 2 et 5 heures par semaine. Vous pouvez la faire chez vous, séparer le temps total en sessions de 30 minutes, remplacer les trajets en voiture par des trajets en vélo, etc. Si votre objectif de transformation corporelle est important, vous trouverez le temps (voir quelques stratégies p.188). Par contre, si vous zappez une heure de sport sur 4 ou 5 de temps en temps, rien de dramatique. Vous pourrez partiellement la récupérer en faisant de plus petites sessions ou la laisser définitivement tomber pour la semaine. Il ne faut pas pour autant que cela devienne une habitude, ou alors il faudra réduire votre apport calorique (que vous soyez en sèche, en prise de masse ou en maintien). Si vous ne faites que 2h de sport par semaine, une heure de ratée représentant 50% de votre activité physique, cela est beaucoup plus problématique.

Déplacements nombreux : Peut-être devez-vous beaucoup vous déplacer ou voyager dans le cadre de votre travail. Si vous planifiez correctement vos repas, votre activité et vos voyages, vous pourrez trouver des solutions pour rester actif et limiter les repas au restaurant, ou encore trouver des repas qui correspondent à vos objectifs caloriques (ou les emporter avec vous). Vous pouvez bien sûr faire du circuit training au poids du corps dans votre chambre d'hôtel ou prendre vos baskets pour aller courir. Il y a toujours des solutions, mais cela nécessite d'anticiper un peu vos déplacements.

Maladie : Si vous êtes malade, décalez votre séance de sport, ou faites de l'entraînement *léger* comme par exemple de la course à allure modérée sur un tapis roulant pendant 20 à 30 minutes (cela peut améliorer la fonction immunitaire et accélérer le retour à la normale[218]). Comme je l'ai déjà indiqué, sachez récupérer et ne pas trop en faire pour être sur pied au plus vite. Gardez en tête votre projet dans sa globalité : une petite pause d'une semaine n'est qu'un léger contretemps et n'annulera pas tous les efforts précédents.

V.   En résumé

Les obstacles peuvent donc être de natures très différentes en fonction de votre environnement, de votre parcours, et de votre personnalité. Peut-être que les choses se dérouleront de manière fluide pour vous, ou peut-être ferez-vous face à l'inverse à des défis que vous ne soupçonniez pas au début de votre aventure. Il est toutefois à peu près certains que vous aurez, à un moment ou à un autre, à adapter votre plan d'action pour continuer à faire des progrès de manière satisfaisante. Qu'il s'agisse de stagnation, ou au contraire de difficultés d'ordre psychologique ou physiologique, nous avons tous tôt ou tard à prendre du recul et à analyser notre situation pour continuer à progresser. Si tout ne se passe pas comme prévu, ne vous inquiétez donc pas ! Rassemblez les informations que vous avez récoltées puis prenez le temps d'identifier les causes de vos problèmes et de trouver les solutions les plus appropriées.

Chapitre 10.
OBSERVER LE CHEMIN PARCOURU

Après plusieurs semaines et mois à appliquer votre plan d'action en vue d'atteindre votre objectif, vous devriez avoir obtenu des résultats concrets. Vous serez également plus au fait de votre fonctionnement psychologique vis-à-vis de la nourriture et vous aurez appris à comprendre les réactions de votre corps. Si l'analyse hebdomadaire permet de suivre l'évolution des choses et d'ajuster ses comportements en conséquence, on prend rarement le temps de faire le bilan complet de tout ce qui s'est passé entre le démarrage et la finalisation d'un projet. Que vous soyez seulement à une étape intermédiaire de votre projet de transformation corporelle (fin d'une prise de masse ou d'une sèche) ou que vous ayez atteint votre objectif final, il est très important de procéder à une analyse du travail accompli. Observer le chemin parcouru vous permettra non seulement de pleinement apprécier vos résultats, mais vous offrira aussi la possibilité d'aller plus loin en transférant ce que vous aurez appris à d'autres domaines et à d'autres projets.

I.   Apprécier ses progrès

Pour commencer le travail d'analyse, reprenez votre carnet nutritionnel en vous concentrant sur les chiffres (poids, taux de gras, mensurations). Regardez d'où vous êtes parti(e) et où vous en êtes aujourd'hui. Ce premier bilan quantitatif vous permettra d'apprécier l'évolution de vos mensurations. Pensiez-vous avancer plus vite quand vous avez démarré votre projet ? moins vite ? Prenez également le temps de voir d'où vous êtes parti(e) en termes de calories, puis comparez ce chiffre au total calorique nécessaire au maintien de votre composition corporelle actuelle. Appréciez la différence entre les chiffres du bilan initial et ceux obtenus en fin de parcours !

Penchez-vous ensuite sur le qualitatif en repensant aux difficultés, aux accrocs et aux problèmes qui sont survenus en cours de route. Si vous avez pris des notes, relisez-les pour prendre pleinement conscience de ces contretemps et de la manière dont vous les avez surmontés. Au regard de tous ces éléments, posez-vous les questions suivantes :

-   Qu'ai-je appris sur mes réactions corporelles ?
-   Mon comportement a-t-il évolué ?
-   Suis-je plus en contrôle aujourd'hui ?
-   Comment est-ce que je me sens aujourd'hui comparativement au début du projet ?
-   Est-ce que j'ai réaménagé mes journées et mon environnement ou est-ce que celui-ci a changé « spontanément » au fil du temps ?

Même si vous n'avez pas atteint votre objectif final ou que tout ne s'est pas déroulé parfaitement, l'important est d'analyser votre progression et de vous rendre compte de ce que vous avez appris grâce à ce projet (sur vous, sur votre corps, sur l'alimentation, etc.).

Les bénéfices de vos efforts ne sont certainement pas que physiques ou en rapport avec la santé. Les conséquences sur la confiance en soi, l'épanouissement personnel, l'énergie ou la motivation peuvent être très importants lorsqu'on a réussi à transformer son physique de manière notable. C'est souvent un domaine dans lequel on a l'impression de ne rien pouvoir faire de précis et d'efficace, et ce malgré de nombreuses tentatives et la mise en place de régimes divers et variés. Le fait de simplement comprendre comment la nutrition fonctionne tout en ayant des résultats concrets, peut-être pour la première fois, est réellement puissant. Votre comportement aura probablement changé, mais ce sera également le cas pour les autres autour de vous, qu'il s'agisse de proches, de collègues ou d'inconnus. Ainsi, au-delà des simples changements physiques, sportifs, alimentaires et de santé, je vous invite à vous pencher sur ce qui a changé dans votre tête, dans vos comportements et dans vos relations aux autres.

Prenez un moment pour vous poser ces questions et noter quelques éléments sur les différents points évoqués ici. Ouvrez un traitement de texte ou munissez-vous d'un calepin puis consignez par écrit les réponses à toutes les questions listées dans le tableau suivant. Dix ou quinze minutes devraient suffire à faire cet exercice. Cela vous procurera un sentiment de clarté sur le travail accompli et vous permettra de mieux apprécier vos résultats. Cette réflexion est également susceptible de vous donner des idées pour de nouveaux objectifs dans le même domaine ou même dans d'autres univers plus éloignés, comme nous le verrons plus loin dans ce chapitre.

Les questions à se poser pour le bilan	
Domaine	**Questions**
Physique	Quelle est l'évolution de mon poids ?
	Quelle est l'évolution de ma composition corporelle ?
Alimentation	Qu'est-ce qui a changé dans mon alimentation ?
	Mon rapport à l'alimentation a-t-il changé ?
Sport & santé	Mon activité physique a-t-elle évolué ?
	Ma santé est-elle meilleure ?
Psychologie	Mon bien-être a-t-il évolué ?
	La nature et le niveau de ma motivation ont-ils changé ?
	Ma confiance en moi a-t-elle évolué ?
Social	Le regard/le comportement des gens autour de moi a-t-il changé ?
	Mes interactions avec les gens ont-elles changé ?
	Mes activités ont-elles changé ?
Difficultés	Qu'est-ce qui m'a posé problème ? Comment ai-je résolu ces problèmes ?
	Qu'est-ce que je n'ai pas réussi ?
Réussites	Qu'est-ce que j'ai réussi ?
	Qu'est-ce que j'ai appris ?

II. Maintenir son physique

Faire un bilan quantitatif et qualitatif est important, mais il va falloir désormais maintenir le physique durement acquis ! Je supposerai pour cette partie que vous avez atteint vos objectifs en termes de composition corporelle ou que vous faites une pause avant de reprendre un cycle de prise de masse et de sèche.

a. LES PREMIERS TEMPS

Si vous sortez d'une sèche, revenez progressivement à une consommation calorique correspondant à votre DEJ, comme indiqué dans les chapitres précédents. Pour la suite, je vous conseille de partir sur un plan alimentaire de maintien, au moins dans les premiers temps. Vous devriez avoir acquis une bonne connaissance de la valeur calorique des aliments et de vos besoins. Néanmoins, plutôt que de partir directement sans filet, il est souvent préférable d'avoir un plan bien établi au début pour disposer d'une base avec laquelle « jouer ». Vous pourrez alors vous en détacher facilement et sereinement au bout de quelques semaines.

Pour le maintien vous pouvez vous baser sur les proportions décrites au chapitre 4 (p.102). Selon des données scientifiques actuelles, consommer environ 25% de protéines, 50% de glucides et 23% de lipides quotidiens semble être un point de départ simple et sûr pour faire un premier plan alimentaire de maintien. Bien entendu, comme toujours, vous pouvez ajuster ces proportions en fonction de vos sensations et de vos préférences alimentaires. Veillez encore une fois à ne pas trop rogner sur les protéines. En ce qui concerne le ratio glucides/lipides vous pouvez en revanche ajuster les quantités à votre convenance, tant que vous ne dépassez pas votre DEJ en termes de calories. Comme le but du maintien est de rester à un poids stable, vous êtes d'autant plus libre de jouer avec ces ratios (pas de risque de prendre plus de gras en mangeant plus de lipides que de glucides, par exemple). De toute manière, vous devriez à ce stade avoir une assez bonne connaissance de ce qui fonctionne pour vous en fonction de votre emploi du temps, de vos habitudes, de vos réactions, de vos préférences, etc.

Comme ceci va constituer votre premier maintien, en plus d'appliquer un plan alimentaire pour démarrer, je vous conseille de poursuivre un suivi hebdomadaire dans les premières semaines. Au bout d'un mois, vous pourrez espacer vos bilans pour n'en faire qu'un tous les quinze jours ou tous les mois, voire uniquement quand vous en ressentirez le besoin (si vous pensez que quelque chose a changé et que vous souhaitez en avoir le cœur net, ou que vous voulez au contraire vérifier que tout va bien). Là aussi, n'en faites pas une obsession et ne dramatisez pas si vous avez une variation d'un ou deux kilos au moment où vous faites votre bilan. Comme avec toute mesure ponctuelle, il faut relativiser, quitte à vous peser plusieurs jours de suite ou à reprendre un bilan hebdomadaire si vous en ressentez le besoin. Vous l'aurez compris, le but n'est pas ici de faire un bilan hebdomadaire toute votre vie, mais de passer progressivement d'une alimentation bien cadrée et planifiée avec un suivi rigoureux à une alimentation « à l'instinct » où votre expérience vous suffira à ajuster les choses pour maintenir vos acquis (la plupart du temps).

b. Apres le plan de maintien initial

Après une période de mise en place, vous allez donc pouvoir passer naturellement à une manière de manger plus « intuitive ». Grâce à vos acquis et à votre connaissance des valeurs caloriques des aliments, mais aussi du fonctionnement de votre propre corps, vous allez pouvoir vous baser quasi-exclusivement sur des indices qualitatifs et des sensations pour gérer votre alimentation et maintenir votre physique. Vous allez ainsi pouvoir manger en fonction de votre faim, sans exclure des aliments, et en arrêtant tout simplement de manger quand vous arriverez à satiété. Cela est une manière saine et efficace de gérer son alimentation et de maintenir un poids sain[219]. Tout cela ne fonctionne bien sûr que si vous avez réappris à interpréter les signaux que vous envoie votre corps et à identifier la valeur des aliments. En effet, certains aliments sont très concentrés en calories sans apporter une quelconque satiété, et on peut très vite manger peu de protéines avec une telle approche si on n'a pas acquis de bonnes bases au préalable. Suivez donc les consignes suivantes :

- Mangez quand vous avez faim ;
- Arrêtez de manger quand vous n'avez plus faim ;
- Ne vous forcez pas à bannir certains aliments de votre alimentation.

Il faudra tout de même vous assurer de manger des quantités de protéines suffisantes. De temps en temps, il sera également bon de faire un bilan pour voir où vous en êtes et pour corriger le tir si votre composition corporelle varie trop et dans un sens qui ne vous convient pas. En clair, manger à l'instinct ne peut marcher que si l'on a acquis les connaissances et les compétences qui permettent de développer cet « instinct » de manière efficace !

C. CONTINUER A PRENDRE DU MUSCLE LENTEMENT

Par la suite, peut-être que vous chercherez à continuer à progresser, mais de manière plus lente, en limitant la prise de gras. Plusieurs approches sont possibles lorsqu'on est sec/sèche et qu'on a déjà atteint en très grande partie le physique que l'on souhaitait. Si c'est votre cas et que vous souhaitez continuer à développer un peu votre masse musculaire, ou que vous avez besoin de « performer » dans votre sport, le fait de « cycler » vos apports caloriques peut être une approche intéressante.

Cette démarche n'a d'intérêt que si vous avez un taux de gras relativement bas et que vous voulez continuer à prendre du muscle lentement sans vous lancer dans une prise de masse (pour éviter la prise de graisse autant que possible). Si vous n'avez pas encore acquis une excellente base musculaire et que vous n'avez pas un taux de gras aux environs de 10% et moins pour les hommes et de 20% et moins pour les femmes, cela n'a aucun intérêt (il sera alors plus efficace d'appliquer l'approche décrite dans les précédents chapitres du livre). Enfin si votre physique vous convient parfaitement et que vous ne vous sentez pas limité(e) dans votre pratique sportive, ne vous embêtez pas avec cette approche et contentez-vous d'un simple maintien.

Pour cycler les calories, calculez votre DEJ puis multipliez ce chiffre par 7. Les jours de repos, vous mangerez les calories correspondant à votre DEJ moins 10 ou 15% (sans descendre sous votre MB). Comme vous n'avez pas d'activité ces jours-là, vous pouvez substantiellement baisser votre apport en glucides en priorité par rapport aux graisses. Soustrayez les calories de ces jours de repos de votre total calorique hebdomadaire. Divisez ce qui reste par le nombre de jours où vous pratiquez une activité physique. Le chiffre obtenu correspondra au total calorique à manger les jours de sport. Privilégiez alors un apport en glucides plus important ces jours-là.

Concrètement, vous pouvez vous aider d'un plan alimentaire avec des jours « on » et des jours « off » dans un premier temps afin de faciliter la mise en place de cette approche. Les repas entre ces deux types de journées peuvent varier en termes de contenu ou simplement en termes de quantités d'aliments consommés (ce qui reste encore le plus simple). Faites également un suivi hebdomadaire dans les premières semaines pour vous assurer que les chiffres ainsi calculés correspondent à vos besoins (que vous ne perdez pas de poids ou que vous ne gagnez pas de gras). Avec une telle approche, vous ne devriez pas dépasser 250 à 500g de prise de poids par semaine pour les hommes et 125 à 250g pour les femmes, le tout sans vraiment prendre de graisse. Notez tout de même que la prise de poids devrait plutôt se situer à la limite basse de ces valeurs. Je tiens néanmoins à insister encore une fois sur le fait que cela ne s'applique qu'une fois que vous aurez atteint 90 à 95% du physique que vous souhaitiez obtenir, tout en ayant un taux de graisse corporelle faible.

Une autre approche plus basique consiste à manger très légèrement plus que votre DEJ. Vous pouvez le faire tous les jours, en ne dépassant pas 2 à 4% d'apport calorique en plus. C'est-à-dire que pour un homme ayant une DEJ de 2800 kcal par jour, l'excès calorique sera de 50 à 150 kcal par jour grand maximum. Vous devriez alors pouvoir prendre un peu de poids sans trop prendre de gras. Je vous conseille de commencer dans la fourchette basse en termes d'excès calorique pour ne pas relancer une réelle prise de masse importante. Cependant, par rapport à l'approche consistant à cycler les calories, vous allez vous retrouver en excédent calorique sur la semaine, et vous prendrez donc nécessairement un peu de gras au fil du temps (mais bien moins que dans une prise de masse « classique »).

Que vous cycliez les calories ou que vous appliquiez un très léger surplus calorique, il faudra tout de même vous assurer d'avoir une quantité suffisante de protéines. Testez, expérimentez, et continuez à progresser sans sacrifier le physique durement acquis !

III.   Poursuivre avec d'autres objectifs

Les acquis de votre travail de transformation physique ne se limitent pas seulement à la nutrition, au sport ou à des bénéfices physiques et mentaux. Tout ce que vous avez appris en termes de gestion de projet peut très bien se transposer, au moins partiellement, à d'autres domaines. Prenons le temps de creuser le sujet, si vous le voulez bien.

a. PRENDRE CONSCIENCE DES COMPETENCES ACQUISES

Prenons un peu de hauteur. Elaborer un plan alimentaire sur des bases scientifiques, le mettre en place et l'ajuster au fur et à mesure nécessite plusieurs compétences. Premièrement, il faut faire preuve de curiosité et d'esprit critique pour analyser un domaine qui ne vous est peut-être pas familier. Deuxièmement, il faut élaborer une stratégie et un plan d'action, en définissant un objectif précis et en anticipant les difficultés et les contraintes qui vont avoir un impact sur le projet en question. Enfin, il faut faire preuve de volonté, de motivation, de discipline et d'une capacité d'adaptation pour mener votre projet à bon port malgré les obstacles et les imprévus qui peuvent se dresser sur votre route.

Cette première esquisse vous montre que vous avez probablement développé ou renforcé plusieurs compétences qui peuvent être utiles dans de nombreux projets. Reprenons ces éléments point par point :

- **Approfondir ses connaissances sur un sujet** : dans votre démarche de transformation corporelle, vous avez pris le temps d'apprendre des choses et de creuser un sujet que vous connaissiez peut-être très mal. Cette capacité à approfondir vos connaissances et à collecter des informations pour mener un projet à bien est utile pour atteindre n'importe quel objectif. Grâce à ce travail, vous avez pu exercer cette compétence dans un nouveau domaine, ce qui signifie que vous pouvez l'appliquer à n'importe quelle thématique pour laquelle vous n'avez pas nécessairement d'expertise. Ce travail d'identification des « bonnes » sources d'information est en effet utile dans tout projet.

- **Définir un objectif précis à partir de données objectives** : Vous le savez, n'importe quel projet doit s'articuler autour d'un objectif précis

235

et spécifique, si vous voulez pouvoir le mener à son terme. Encore une fois, vous avez fait ce travail pour votre projet de transformation corporelle, et il ne tient qu'à vous d'appliquer la même méthodologie à d'autres projets. Prenez donc le temps, comme nous l'avons fait ensemble, de rechercher les données objectives qui vous permettront de définir un objectif réaliste et précis pour votre nouveau projet.

- **Analyser l'environnement du projet** : La démarche proposée dans les précédents chapitres insiste sur l'analyse des paramètres de votre environnement et de vos habitudes qui pourraient soit favoriser, soit entraver vos efforts. Cette analyse délibérée permettant de prendre conscience de ces facteurs d'influence s'applique là aussi à n'importe quel projet, qu'il concerne les loisirs, le travail ou la famille.

- **Mettre en place de nouvelles habitudes** : Si vous avez atteint votre objectif, cela signifie que vous avez modifié vos habitudes alimentaires, voire sportives. Vous avez probablement abandonné d'anciens comportements au profit de nouveaux, plus adaptés et bénéfiques pour vous. De plus, vous avez fait cette démarche au niveau alimentaire, où les habitudes sont très ancrées, souvent depuis l'enfance, et sont culturellement marquées (implications sociales et relationnelles de l'alimentation), sans parler de la composante émotionnelle. Cela représente donc un réel défi pour beaucoup de gens. Aussi, si vous avez réussi à modifier vos habitudes dans ce domaine, il vous sera d'autant plus aisé de le faire pour d'autres aspects de votre vie, en respectant les conseils que j'ai pu vous donner dans ce livre. Vous pourrez ainsi modifier vos comportements en fonction de vos objectifs, tout en préservant votre énergie et votre volonté.

- **Soutenir la motivation** : Avoir atteint votre objectif physique vous a également appris à comprendre et à protéger votre motivation. Vous avez pu analyser comment celle-ci variait en fonction des périodes de votre vie, des difficultés rencontrées et de votre niveau d'énergie et d'activité. Cela constitue une connaissance précieuse pour tout autre projet d'envergure. Cette expérience vous donnera en effet la possibilité de mettre en place un plan d'action qui protégera votre motivation, tout en s'appuyant sur celle-ci dans les moments et les contextes où elle est naturellement élevée.

Tout ce travail vous aura par ailleurs permis de faire la différence entre les envies et les besoins, et vous aura également peut-être appris à vous faire plaisir sans partir dans des excès. Cela est évidemment intéressant pour la gestion de l'effort au travail, et l'alternance entre effort et pause réparatrices (sans tomber dans la procrastination). Bien sûr, les transferts de compétences d'un domaine à l'autre de la vie ne sont pas systématiques, mais avec une analyse approfondie, vous devriez pouvoir transposer au moins une partie de vos acquis à d'autres projets qui vous tiennent à cœur. C'est peut-être d'ailleurs déjà ce que vous avez fait pour votre projet de transformation corporelle, en vous appuyant sur vos compétences de gestion de projets professionnels ou personnels pour arriver au terme de votre transformation physique.

De plus, le fait d'être bien dans son corps et d'avoir acquis le physique qu'on a toujours voulu avoir, tout en étant en excellente condition physique et sportive a un impact énorme sur le mental. Vous avez probablement l'impression que certaines montagnes infranchissables de votre vie sont désormais des épreuves surmontables et que des horizons nouveaux s'ouvrent à vous. Cela vous inspirera sans doute d'autres démarches et projets, et je vous invite à vous appuyer sur cette belle énergie pour vous lancer dans de nouvelles aventures.

Je vous propose donc de prendre 10 à 15 minutes pour réfléchir à tous les points abordés précédemment et consigner ce qui pourrait vous être utile à l'avenir. Si par la même occasion des idées de projets fleurissent dans votre esprit, notez-les !

b. SE FIXER DES NOUVEAUX OBJECTIFS

Pourquoi vous arrêter en plein élan ? Vous pouvez avoir envie d'aller plus loin après avoir atteint le physique que vous souhaitiez, notamment dans le domaine sportif par exemple. En effet, grâce à votre condition physique nouvelle, vous pouvez avoir envie de pousser plus loin votre pratique sportive en approfondissant vos compétences techniques dans votre sport préféré. Vous pouvez bien entendu vous fixer de nouveau challenges comme des treks, marathons ou autre parcours d'obstacles. Vous pouvez avoir envie de découvrir de nouveaux sports et d'élargir vos horizons. Comme toujours, soyez raisonnable et avancez progressivement, mais ne vous interdisez pas pour autant certains défis a priori. Définissez votre objectif clairement puis élaborez votre plan d'action. Vous pouvez aussi très bien juste avoir envie de découvrir de nouvelles activités, sans nécessairement avoir un objectif de performance bien précis. Profitez de votre nouvelle condition physique et continuez à vous mettre au défi pour ne pas tomber dans une routine qui pourrait vous ennuyer au fil du temps. Ne changez pas non plus tout en permanence, au risque de ne pas avoir le temps de vous habituer à quoi que ce soit. Renseignez-vous, lisez, testez, explorez, expérimentez et amusez-vous !

Enfin, des projets aussi éloignés de la nutrition que le fait de monter une entreprise ou de passer un diplôme peuvent s'appuyer sur les compétences de gestion de projet que vous avez utilisées au cours des mois qui vous ont permis de transformer votre physique. On retrouve en effet les mêmes ressorts motivationnels, volitionnels, analytiques et stratégiques dans n'importe quel projet. En analysant d'abord les données (quantitatives et qualitatives) à votre disposition à la lumière de sources d'informations fiables, vous pourrez définir un objectif précis et coucher sur papier un plan d'action qui établira la marche à suivre pour arriver à destination. La gestion de l'effort, des difficultés et de l'environnement s'appuiera sur les mêmes paramètres et les mêmes compétences. Votre flexibilité ainsi que la certitude que vous avez de pouvoir mener à bien un projet difficile (grâce à celui que vous venez de réaliser avec brio) vous seront d'un secours moral et mental précieux quel que soit l'univers du projet auquel vous vous attaquerez. Prenez le temps de prendre conscience de tout ce que vous avez développé comme compétences au cours des derniers mois et transposez celles-ci dans d'autres projets pour avancer plus vite, plus loin et mieux ! Profitez de la vie et lancez-vous !

Conclusion

N ous voilà arrivés à la fin de notre parcours ! J'espère que votre compréhension du métabolisme et de la nutrition a progressé grâce à ce livre et que vous avez pu en tirer quelques informations utiles à l'atteinte de vos objectifs ! Prenons quelques instants pour revoir ensemble dans les grandes lignes ce qui a été traité dans cet ouvrage.

Le premier point indispensable que nous avons abordé concerne la compréhension des grands facteurs qui influencent et expliquent la perte ou la prise de poids. Il est essentiel de bien intégrer tous ces éléments lorsqu'on veut transformer son physique, et s'il y a encore des zones d'ombre, je vous invite à relire certains points des quatre premiers chapitres pour vous rafraîchir la mémoire. Évidemment, tout n'a pas pu être pleinement exploré dans cette première partie. Peut-être avez-vous encore des interrogations concernant l'action des vitamines, les hormones, les effets de différentes formes de glucides, de lipides ou d'acides aminés, ou bien une curiosité insatisfaite concernant l'influence des variables psychologiques et environnementales sur l'alimentation. Toutes ces questions sont bien entendu parfaitement valables, et je vous invite à approfondir vos connaissances en consultant d'autres ouvrages traitant spécifiquement de ces points. J'ai bien conscience que pour certain(e)s, le propos de la partie « Comprendre » aura été trop superficiel, alors que pour d'autres, certains détails auront été superflus. Un arbitrage a été nécessaire afin de vous donner l'essentiel des informations pour obtenir le gros des résultats recherchés par la plupart des gens lorsqu'il s'agit de transformation corporelle. Ainsi, que vous soyez sportif(ve), que vous fassiez de la musculation ou que vous vous mettiez au sport pour la première fois de votre vie, vous trouverez les outils et les données scientifiques pour arriver à bon port. Si certains aspects théoriques vous sont passés « au-dessus de la tête », peu importe : vous pourrez toujours y revenir plus tard. L'essentiel étant d'appliquer une méthodologie rigoureuse selon des principes vérifiés pour arriver à l'objectif que vous vous êtes fixé. Comprendre pourquoi cela fonctionne est important, mais vous n'avez pas nécessairement besoin d'avoir tout intégré pour progresser correctement. A l'inverse, si votre soif d'information n'a pas été comblée, lisez d'autres livres, des articles de blog, consultez les recherches scientifiques citées dans ce livre, bref, approfondissez et explorez tout en gardant un regard critique et en croisant les sources d'information. J'espère avoir pu au moins vous convaincre de l'importance de cette démarche critique. L'objectif de « La Nutrition Flexible » est bien entendu de vous rendre autonome et de vous aider à comprendre l'impact de votre alimentation sur votre physique.

Deuxièmement, j'espère sincèrement que la méthodologie développée dans la seconde partie du livre vous aidera pleinement à atteindre vos objectifs. Vous pouvez bien sûr vous appuyer sur le carnet nutritionnel que je vous ai préparé, mais cela n'est absolument pas indispensable. N'importe quel support fonctionnera tant que vous aurez une certaine rigueur concernant le suivi de votre progression. Rappelez-vous que l'essentiel est d'avancer : si vous n'arrivez pas immédiatement à appliquer pleinement les conseils et la méthodologie proposés, prenez votre temps et allez-y progressivement.

240

Une fois le travail accompli (ou du moins largement entamé), n'oubliez pas de prendre un peu de recul pour savourer votre réussite ! On passe trop souvent à côté des choses positives sans se rendre compte des succès liés à nos efforts. Changer de physique, c'est plus qu'un simple changement au niveau de l'apparence ou de la santé. Cela entraîne des modifications importantes dans notre psychologie, nos relations, notre énergie, et nous rend plus confiant face aux épreuves, comme n'importe quel grand projet réussi. La dimension physique de cette transformation a des ramifications très importantes qui influencent tous les aspects de la vie. Je vous souhaite donc d'observer ces changements positifs, résultat de vos propres efforts.

En conclusion, j'espère avoir pu apporter ma modeste contribution à votre projet et à votre réussite grâce à ce livre. Ne vous arrêtez pas en si bon chemin et continuez à lire, à vous renseigner et à expérimenter. Le processus de changement n'est jamais terminé et c'est tant mieux : c'est ce qui fait le sel de la vie. En étant mieux dans votre corps, des horizons nouveaux s'ouvriront à vous et vous permettront de vous réaliser plus pleinement ! Sachez que je reste à votre disposition pour vous aider, et que je serai ravi de pouvoir répondre à vos questions pour accélérer vos progrès. N'oubliez pas : restez curieux, flexible, critique, et savourez pleinement le fruit de vos efforts !

LE MOT DE LA FIN

Merci d'avoir acheté « La Nutrition Flexible ». J'espère que vous en avez apprécié la lecture et qu'il vous sera utile dans votre projet de transformation corporelle !

J'aurais une petite faveur à vous demander : pourriez-vous prendre quelques minutes pour écrire un commentaire à propos de ce livre sur Amazon ? Je lis attentivement tous les commentaires et aime avoir des retours et des avis sur mes ouvrages. La vraie récompense de mon travail est de savoir que j'ai pu vous aider !

Rendez-vous sur cette page pour me laisser un commentaire sur amazon.fr : http://goo.gl/2cu4rv

Évidemment, si vous avez des amis ou de la famille qui pourraient apprécier ce livre, n'hésitez pas à leur en parler !

Je n'ai bien sûr pas seulement envie de vendre des livres – j'aimerais aussi vous voir utiliser ce que vous avez appris pour atteindre vos objectifs ! D'ailleurs, en travaillant à atteindre ceux-ci, vous aurez probablement des questions ou vous rencontrerez des difficultés. Chaque personne est différente, et malgré tous les éléments développés dans ce livre, il est impossible d'anticiper tous les cas de figure et de proposer une aide exhaustive dans un seul ouvrage. Si vous n'avez pas trouvé la réponse à vos problèmes dans ce livre, j'aimerais tout de même pouvoir vous aider. Contactez-moi donc par mail, sur mon site ou sur les réseaux sociaux. Je répondrai avec plaisir à vos questions.

Voilà où vous pouvez me trouver :

Sur Facebook :

https://www.facebook.com/nutritionflexible
https://www.facebook.com/blogserealiser

Sur Twitter :

https://twitter.com/serealiser

Vous pouvez bien sûr me contacter sur mon site principal : www.se-realiser.com ; ou sur le site consacré à la nutrition flexible : www.nutrition-flexible.fr. Vous pouvez également vous inscrire aux newsletters de ces deux sites pour ne rater aucune nouveauté.

Si vous voulez m'écrire, vous pouvez utiliser l'une des deux adresses suivantes :

bastien.wagener@se-realiser.com
bastien.wagener@nutrition-flexible.fr

Pour terminer, je vous remercie sincèrement d'avoir lu ce livre jusqu'au bout ! J'espère avoir de vos nouvelles et vous souhaite une belle réussite dans tous vos projets !

Bastien

Bibliographie
& Annexes

BIBLIOGRAPHIE

1. Ratey, J. J. & Hagerman, E. *Spark: the revolutionary new science of exercise and the brain.* (2013).

2. Hand, G. A. *et al.* The Energy Balance Study: The Design and Baseline Results for a Longitudinal Study of Energy Balance. *Res. Q. Exerc. Sport* **84**, 275–286 (2013).

3. Carroll, S. & Dudfield, M. What is the relationship between exercise and metabolic abnormalities? A review of the metabolic syndrome. *Sports Med. Auckl. NZ* **34**, 371–418 (2004).

4. Hogan, C. L., Mata, J. & Carstensen, L. L. Exercise holds immediate benefits for affect and cognition in younger and older adults. *Psychol. Aging* **28**, 587–594 (2013).

5. Sawyer, B. J. *et al.* Predictors of fat mass changes in response to aerobic exercise training in women. *J. Strength Cond. Res.* **29**, 297–304 (2015).

6. Osterberg, K. L. & Melby, C. L. Effect of acute resistance exercise on postexercise oxygen consumption and resting metabolic rate in young women. *Int. J. Sport Nutr. Exerc. Metab.* **10**, 71–81 (2000).

7. Sevits, K. J. *et al.* Total daily energy expenditure is increased following a single bout of sprint interval training. *Physiol. Rep.* **1**, e00131 (2013).

8. Wilson, J. M. *et al.* Concurrent training: a meta-analysis examining interference of aerobic and resistance exercises. *J. Strength Cond. Res.* **26**, 2293–2307 (2012).

9. Gillette, C. A., Bullough, R. C. & Melby, C. L. Postexercise energy expenditure in response to acute aerobic or resistive exercise. *Int. J. Sport Nutr.* **4**, 347–360 (1994).

10. Geliebter, A. *et al.* Effects of strength or aerobic training on body composition, resting metabolic rate, and peak oxygen consumption in obese dieting subjects. *Am. J. Clin. Nutr.* **66**, 557–563 (1997).

11. Schwingshackl, L., Dias, S., Strasser, B. & Hoffmann, G. Impact of different training modalities on anthropometric and metabolic characteristics in overweight/obese subjects: a systematic review and network meta-analysis. *PloS One* **8**, e82853 (2013).

12. Sanal, E., Ardic, F. & Kirac, S. Effects of aerobic or combined aerobic resistance exercise on body composition in overweight and obese adults: gender differences. A randomized intervention study. *Eur. J. Phys. Rehabil. Med.* **49**, 1–11 (2013).

13. Kerksick, C. M. *et al.* Early-phase adaptations to a split-body, linear periodization resistance training program in college-aged and middle-aged men. *J. Strength Cond. Res.* **23**, 962–971 (2009).

14. Hunter, G. R., McCarthy, J. P. & Bamman, M. M. Effects of resistance training on older adults. *Sports Med. Auckl. NZ* **34**, 329–348 (2004).

15. Walston, J. D. Sarcopenia in older adults: *Curr. Opin. Rheumatol.* **24**, 623–627 (2012).

16. American College of Sports Medicine Position Stand. Exercise and physical activity for older adults. *Med. Sci. Sports Exerc.* **30**, 992–1008 (1998).

17. Matthews, M. *Bigger leaner stronger: the simple science of building the ultimate male body.* (2014).

18. Matthews, M. *Thinner leaner stronger: the simple science of building the ultimate female body.* (2014).

19. Rippetoe, M. & Kilgore, L. *Starting strength: basic barbell training.* (Aasgaard Co, 2011).

20. Jeffrey, D. B. & Christensen, E. R. Behavior therapy versus 'will power' in the management of obesity. *J. Psychol.* **90**, 303–311 (1975).

21. Wood, W. & Rünger, D. Psychology of Habit. *Annu. Rev. Psychol.* **67**, 289–314 (2016).

22. Baumeister, R. F., Bratslavsky, E., Muraven, M. & Tice, D. M. Ego depletion: is the active self a limited resource? *J. Pers. Soc. Psychol.* **74**, 1252–1265 (1998).

23. Job, V., Dweck, C. S. & Walton, G. M. Ego Depletion--Is It All in Your Head?: Implicit Theories About Willpower Affect Self-Regulation. *Psychol. Sci.* **21**, 1686–1693 (2010).

24. Muraven, M. Building self-control strength: Practicing self-control leads to improved self-control performance. *J. Exp. Soc. Psychol.* **46**, 465–468 (2010).

25. Muraven, M., Baumeister, R. F. & Tice, D. M. Longitudinal Improvement of Self-Regulation Through Practice: Building Self-Control Strength Through Repeated Exercise. *J. Soc. Psychol.* **139**, 446–457 (1999).

26. Oaten, M. & Cheng, K. Improvements in self-control from financial monitoring. *J. Econ. Psychol.* **28**, 487–501 (2007).

27. Neal, D. T., Wood, W. & Drolet, A. How do people adhere to goals when willpower is low? The profits (and pitfalls) of strong habits. *J. Pers. Soc. Psychol.* **104**, 959–975 (2013).

28. Kiecolt-Glaser, J. K. *et al.* Stress, Inflammation, and Yoga Practice: *Psychosom. Med.* **72**, 113–121 (2010).

29. Hansen, A. L., Johnsen, B. H., Sollers, J. J., Stenvik, K. & Thayer, J. F. Heart rate variability and its relation to prefrontal cognitive function: the effects of training and detraining. *Eur. J. Appl. Physiol.* **93**, 263–272 (2004).

30. Nabkasorn, C. Effects of physical exercise on depression, neuroendocrine stress hormones and physiological fitness in adolescent females with depressive symptoms. *Eur. J. Public Health* **16**, 179–184 (2005).

31. Hillman, C. H., Erickson, K. I. & Kramer, A. F. Be smart, exercise your heart: exercise effects on brain and cognition. *Nat. Rev. Neurosci.* **9**, 58–65 (2008).

32. Oaten, M. & Cheng, K. Longitudinal gains in self-regulation from regular physical exercise. *Br. J. Health Psychol.* **11**, 717–733 (2006).

33. Thayer, J. F., Hansen, A. L., Saus-Rose, E. & Johnsen, B. H. Heart Rate Variability, Prefrontal Neural Function, and Cognitive Performance: The Neurovisceral Integration Perspective on Self-regulation, Adaptation, and Health. *Ann. Behav. Med.* **37**, 141–153 (2009).

34. Segerstrom, S. C. & Nes, L. S. Heart Rate Variability Reflects Self-Regulatory Strength, Effort, and Fatigue. *Psychol. Sci.* **18**, 275–281 (2007).

35. Schwartz, B. *et al.* Maximizing versus satisficing: Happiness is a matter of choice. *J. Pers. Soc. Psychol.* **83**, 1178–1197 (2002).

36. Gollwitzer, P. M. & Oettingen, G. in *Handbook of self-regulation: Research, theory, and applications* (eds. Vohs, K. D. & Baumeister, R. F.) 162–185 (Guilford Press, 2011).

37. Chandon, P. & Wansink, B. The Biasing Health Halos of Fast-Food Restaurant Health Claims: Lower Calorie Estimates and Higher Side-Dish Consumption Intentions. *J. Consum. Res.* **34**, 301–314 (2007).

38. Polivy, J. & Herman, C. P. Dieting and binging: A causal analysis. *Am. Psychol.* **40**, 193–201 (1985).

39. Fourie, M. M. *et al.* Guilt and pride are heartfelt, but not equally so: The psychophysiology of guilt and pride. *Psychophysiology* **48**, 888–899 (2011).

40. Wohl, M. J. A., Pychyl, T. A. & Bennett, S. H. I forgive myself, now I can study: How self-forgiveness for procrastinating can reduce future procrastination. *Personal. Individ. Differ.* **48**, 803–808 (2010).

41. Leary, M. R., Tate, E. B., Adams, C. E., Batts Allen, A. & Hancock, J. Self-compassion and reactions to unpleasant self-relevant events: The implications of treating oneself kindly. *J. Pers. Soc. Psychol.* **92**, 887–904 (2007).

42. Allen, A. B. & Leary, M. R. Self-Compassion, Stress, and Coping. *Soc. Personal. Psychol. Compass* **4**, 107–118 (2010).

43. Ryan, R. M., Sheldon, K. M., Kasser, T. & Deci, E. L. in *The psychology of action: Linking cognition and motivation to behavior* (ed. P. M. Gollwitzer J. A. Bargh) 7–26 (Guilford Press, 1996).

44. Laguardia, J. G. & Ryan, R. M. Buts personnels, besoins psychologiques fondamentaux et bien-être : théorie de l'autodétermination et applications. *Rev. Québécoise Psychol.* **21**, 281–304 (2000).

45. Lally, P. & Gardner, B. Promoting habit formation. *Health Psychol. Rev.* **7**, S137–S158 (2013).

46. Sniehotta, F. F., Schwarzer, R., Scholz, U. & Schüz, B. Action planning and coping planning for long-term lifestyle change: theory and assessment. *Eur. J. Soc. Psychol.* **35**, 565–576 (2005).

47. Crockett, M. J. *et al.* Restricting Temptations: Neural Mechanisms of Precommitment. *Neuron* **79**, 391–401 (2013).

48. Centola, D. The Spread of Behavior in an Online Social Network Experiment. *Science* **329**, 1194–1197 (2010).

49. Fowler, J. H. & Christakis, N. A. Estimating peer effects on health in social networks: A response to Cohen-Cole and Fletcher; and Trogdon, Nonnemaker, and Pais. *J. Health Econ.* **27**, 1400–1405 (2008).

50. Christakis, N. A. & Fowler, J. H. The Spread of Obesity in a Large Social Network over 32 Years. *N. Engl. J. Med.* **357**, 370–379 (2007).

51. Keizer, K., Lindenberg, S. & Steg, L. The Spreading of Disorder. *Science* **322**, 1681–1685 (2008).

52. Fowler, J. H. & Christakis, N. A. Dynamic spread of happiness in a large social network: longitudinal analysis over 20 years in the Framingham Heart Study. *BMJ* **337**, a2338–a2338 (2008).

53. Aarts, H., Gollwitzer, P. M. & Hassin, R. R. Goal Contagion: Perceiving Is for Pursuing. *J. Pers. Soc. Psychol.* **87**, 23–37 (2004).

54. vanDellen, M. R. & Hoyle, R. H. Regulatory Accessibility and Social Influences on State Self-Control. *Pers. Soc. Psychol. Bull.* **36**, 251–263 (2010).

55. Basiotis, P. ., Lino, M. & Dinkins, J. M. Consumption of food group servings: people's perceptions vs. reality. (2000).

56. Block, J. P. *et al.* Consumers' estimation of calorie content at fast food restaurants: cross sectional observational study. *BMJ* **346**, f2907–f2907 (2013).

57. Buhl, K. M., Gallagher, D., Hoy, K., Matthews, D. E. & Heymsfield, S. B. Unexplained Disturbance in Body Weight Regulation. *J. Am. Diet. Assoc.* **95**, 1393–1400 (1995).

58. Carels, R. A., Konrad, K. & Harper, J. Individual differences in food perceptions and calorie estimation: An examination of dieting status, weight, and gender. *Appetite* **49**, 450–458 (2007).

59. Martin, C. K. *et al.* Effect of Calorie Restriction on Resting Metabolic Rate and Spontaneous Physical Activity**. *Obesity* **15**, 2964–2973 (2007).

60. Redman, L. M. *et al.* Metabolic and Behavioral Compensations in Response to Caloric Restriction: Implications for the Maintenance of Weight Loss. *PLoS ONE* **4**, e4377 (2009).

61. Harris, A. M., Jensen, M. D. & Levine, J. A. Weekly Changes in Basal Metabolic Rate with Eight Weeks of Overfeeding*. *Obesity* **14**, 690–695 (2006).

62. Levine, J. A. Nonexercise activity thermogenesis (NEAT): environment and biology. *AJP Endocrinol. Metab.* **286**, E675–E685 (2004).

63. Levine, J. A. Non-Exercise Activity Thermogenesis: The Crouching Tiger Hidden Dragon of Societal Weight Gain. *Arterioscler. Thromb. Vasc. Biol.* **26**, 729–736 (2006).

64. Donahoo, W. T., Levine, J. A. & Melanson, E. L. Variability in energy expenditure and its components. *Curr. Opin. Clin. Nutr. Metab. Care* **7**, 599–605 (2004).

65. Astrup, A., Thorbek, G., Lind, J. & Isaksson, B. Prediction of 24-h energy expenditure and its components from physical characteristics and body composition in normal-weight humans. *Am. J. Clin. Nutr.* **52**, 777–783 (1990).

66. Tappy, L. Thermic effect of food and sympathetic nervous system activity in humans. *Reprod. Nutr. Dev.* **36**, 391–397 (1996).

67. Lemon, P. W. Beyond the zone: protein needs of active individuals. *J. Am. Coll. Nutr.* **19**, 513S–521S (2000).

68. Evans, E. M. *et al.* Effects of protein intake and gender on body composition changes: a randomized clinical weight loss trial. *Nutr. Metab.* **9**, 55 (2012).

69. Phillips, S. M. & Van Loon, L. J. C. Dietary protein for athletes: From requirements to optimum adaptation. *J. Sports Sci.* **29**, S29–S38 (2011).

70. Helms, E. R., Zinn, C., Rowlands, D. S. & Brown, S. R. A Systematic Review of Dietary Protein during Caloric Restriction in Resistance Trained Lean Athletes: A Case for Higher Intakes. *Int. J. Sport Nutr. Exerc. Metab.* **24**, 127–138 (2014).

71. Poortmans, J. R. & Dellalieux, O. Do regular high protein diets have potential health risks on kidney function in athletes? *Int. J. Sport Nutr. Exerc. Metab.* **10**, 28–38 (2000).

72. Wycherley, T. P. *et al.* A High-Protein Diet With Resistance Exercise Training Improves Weight Loss and Body Composition in Overweight and Obese Patients With Type 2 Diabetes. *Diabetes Care* **33**, 969–976 (2010).

73. Martin, W. F., Armstrong, L. E. & Rodriguez, N. R. Dietary protein intake and renal function. *Nutr. Metab.* **2**, (2005).

74. Hoffman, J. R. & Falvo, M. J. Protein - Which is best? *J. Sports Sci. Med.* **3**, 118–130 (2004).

75. House, J. D., Neufeld, J. & Leson, G. Evaluating the Quality of Protein from Hemp Seed (*Cannabis sativa L.*) Products Through the use of the Protein Digestibility-

Corrected Amino Acid Score Method. *J. Agric. Food Chem.* **58**, 11801–11807 (2010).

76. McDevitt, R. M. *et al.* De novo lipogenesis during controlled overfeeding with sucrose or glucose in lean and obese women. *Am. J. Clin. Nutr.* **74**, 737–746 (2001).

77. Sherman, W. M. Metabolism of sugars and physical performance. *Am. J. Clin. Nutr.* **62**, 228S–241S (1995).

78. Howarth, K. R. *et al.* Effect of glycogen availability on human skeletal muscle protein turnover during exercise and recovery. *J. Appl. Physiol.* **109**, 431–438 (2010).

79. Miller, S. L. & Wolfe, R. R. Physical exercise as a modulator of adaptation to low and high carbohydrate and low and high fat intakes. *Eur. J. Clin. Nutr.* **53 Suppl 1**, S112-119 (1999).

80. Willett, W., Manson, J. & Liu, S. Glycemic index, glycemic load, and risk of type 2 diabetes. *Am. J. Clin. Nutr.* **76**, 274S–80S (2002).

81. Frost, G., Leeds, A., Trew, G., Margara, R. & Dornhorst, A. Insulin sensitivity in women at risk of coronary heart disease and the effect of a low glycemic diet. *Metabolism* **47**, 1245–1251 (1998).

82. Kiens, B. & Richter, E. A. Types of carbohydrate in an ordinary diet affect insulin action and muscle substrates in humans. *Am. J. Clin. Nutr.* **63**, 47–53 (1996).

83. Kersten, S. Mechanisms of nutritional and hormonal regulation of lipogenesis. *EMBO Rep.* **2**, 282–286 (2001).

84. Wajchenberg, B. L. Subcutaneous and visceral adipose tissue: their relation to the metabolic syndrome. *Endocr. Rev.* **21**, 697–738 (2000).

85. Johnston, C. S. *et al.* Ketogenic low-carbohydrate diets have no metabolic advantage over nonketogenic low-carbohydrate diets. *Am. J. Clin. Nutr.* **83**, 1055–1061 (2006).

86. Creer, A. Influence of muscle glycogen availability on ERK1/2 and Akt signaling after resistance exercise in human skeletal muscle. *J. Appl. Physiol.* **99**, 950–956 (2005).

87. Lane, A. R., Duke, J. W. & Hackney, A. C. Influence of dietary carbohydrate intake on the free testosterone: cortisol ratio responses to short-term intensive exercise training. *Eur. J. Appl. Physiol.* **108**, 1125–1131 (2010).

88. Ohman, M. *et al.* Biochemical effects of consumption of eggs containing omega-3 polyunsaturated fatty acids. *Ups. J. Med. Sci.* **113**, 315–323 (2008).

89. Chowdhury, R. *et al.* Association of Dietary, Circulating, and Supplement Fatty Acids With Coronary Risk: A Systematic Review and Meta-analysis. *Ann. Intern. Med.* **160**, 398–406 (2014).

90. Simopoulos, A. P. The importance of the ratio of omega-6/omega-3 essential fatty acids. *Biomed. Pharmacother. Bioméd. Pharmacothérapie* **56**, 365–379 (2002).

91. Simopoulos, A. P. The importance of the omega-6/omega-3 fatty acid ratio in cardiovascular disease and other chronic diseases. *Exp. Biol. Med. Maywood NJ* **233**, 674–688 (2008).

92. Bloomer, R. J., Larson, D. E., Fisher-Wellman, K. H., Galpin, A. J. & Schilling, B. K. Effect of eicosapentaenoic and docosahexaenoic acid on resting and exercise-induced inflammatory and oxidative stress biomarkers: a randomized, placebo controlled, cross-over study. *Lipids Health Dis.* **8**, 36 (2009).

93. Sublette, M. E., Ellis, S. P., Geant, A. L. & Mann, J. J. Meta-analysis of the effects of eicosapentaenoic acid (EPA) in clinical trials in depression. *J. Clin. Psychiatry* **72**, 1577–1584 (2011).

94. Smith, G. I. *et al.* Omega-3 polyunsaturated fatty acids augment the muscle protein anabolic response to hyperinsulinaemia-hyperaminoacidaemia in healthy young and middle-aged men and women. *Clin. Sci. Lond. Engl. 1979* **121**, 267–278 (2011).

95. Muldoon, M. F. *et al.* Serum phospholipid docosahexaenonic acid is associated with cognitive functioning during middle adulthood. *J. Nutr.* **140**, 848–853 (2010).

96. Couet, C., Delarue, J., Ritz, P., Antoine, J. M. & Lamisse, F. Effect of dietary fish oil on body fat mass and basal fat oxidation in healthy adults. *Int. J. Obes. Relat. Metab. Disord. J. Int. Assoc. Study Obes.* **21**, 637–643 (1997).

97. Gerster, H. Can adults adequately convert alpha-linolenic acid (18:3n-3) to eicosapentaenoic acid (20:5n-3) and docosahexaenoic acid (22:6n-3)? *Int. J. Vitam. Nutr. Res. Int. Z. Für Vitam.- Ernährungsforschung J. Int. Vitaminol. Nutr.* **68**, 159–173 (1998).

98. Kris-Etherton, P. M., Harris, W. S., Appel, L. J. & American Heart Association. Nutrition Committee. Fish consumption, fish oil, omega-3 fatty acids, and cardiovascular disease. *Circulation* **106**, 2747–2757 (2002).

99. Micha, R. & Mozaffarian, D. Trans fatty acids: effects on **metabolic** syndrome, heart disease and diabetes. *Nat. Rev. Endocrinol.* **5**, 335–344 (2009).

100. Morris, M. C. *et al.* Dietary fats and the risk of incident Alzheimer disease. *Arch. Neurol.* **60**, 194–200 (2003).

101. Sánchez-Villegas, A. *et al.* Dietary Fat Intake and the Risk of Depression: The SUN Project. *PLoS ONE* **6**, e16268 (2011).

102. Motard-Bélanger, A. *et al.* Study of the effect of trans fatty acids from ruminants on blood lipids and other risk factors for cardiovascular disease. *Am. J. Clin. Nutr.* **87**, 593–599 (2008).

103. Hall, K. D. *et al.* Calorie for Calorie, Dietary Fat Restriction Results in More Body Fat Loss than Carbohydrate Restriction in People with Obesity. *Cell Metab.* **22**, 427–436 (2015).

104. Helms, E. R., Aragon, A. A. & Fitschen, P. J. Evidence-based recommendations for natural bodybuilding contest preparation: nutrition and supplementation. *J. Int. Soc. Sports Nutr.* **11**, 20 (2014).

105. Suter, P. M., Jéquier, E. & Schutz, Y. Effect of ethanol on energy expenditure. *Am. J. Physiol.* **266**, R1204-1212 (1994).

106. Sonko, B. J. *et al.* Effect of alcohol on postmeal fat storage. *Am. J. Clin. Nutr.* **59**, 619–625 (1994).

107. Shelmet, J. J. *et al.* Ethanol causes acute inhibition of carbohydrate, fat, and protein oxidation and insulin resistance. *J. Clin. Invest.* **81**, 1137–1145 (1988).

108. Siler, S. Q., Neese, R. A. & Hellerstein, M. K. De novo lipogenesis, lipid kinetics, and whole-body lipid balances in humans after acute alcohol consumption. *Am. J. Clin. Nutr.* **70**, 928–936 (1999).

109. Sierksma, A. *et al.* Effect of moderate alcohol consumption on plasma dehydroepiandrosterone sulfate, testosterone, and estradiol levels in middle-aged men and postmenopausal women: a diet-controlled intervention study. *Alcohol. Clin. Exp. Res.* **28**, 780–785 (2004).

110. Välimäki, M., Tuominen, J. A., Huhtaniemi, I. & Ylikahri, R. The pulsatile secretion of gonadotropins and growth hormone, and the biological activity of luteinizing hormone in men acutely intoxicated with ethanol. *Alcohol. Clin. Exp. Res.* **14**, 928–931 (1990).

111. Westerterp-Plantenga, M. S. & Verwegen, C. R. The appetizing effect of an apéritif in overweight and normal-weight humans. *Am. J. Clin. Nutr.* **69**, 205–212 (1999).

112. Yeomans, M. R. Alcohol, appetite and energy balance: Is alcohol intake a risk factor for obesity? *Physiol. Behav.* **100**, 82–89 (2010).

113. Gruchow, H. W., Sobocinski, K. A., Barboriak, J. J. & Scheller, J. G. Alcohol consumption, nutrient intake and relative body weight among US adults. *Am. J. Clin. Nutr.* **42**, 289–295 (1985).

114. Kokavec, A. Is decreased appetite for food a physiological consequence of alcohol consumption? *Appetite* **51**, 233–243 (2008).

115. Holick, M. F. *The vitamin D solution: a 3-step strategy to cure our most common health problems.* (Plume, 2011).

116. Horton, T. J. *et al.* Fat and carbohydrate overfeeding in humans: different effects on energy storage. *Am. J. Clin. Nutr.* **62**, 19–29 (1995).

117. Bray, G. A. *et al.* Effect of Dietary Protein Content on Weight Gain, Energy Expenditure, and Body Composition During Overeating: A Randomized Controlled Trial. *JAMA* **307**, 47 (2012).

118. Cordain, L. *et al.* Plant-animal subsistence ratios and macronutrient energy estimations in worldwide hunter-gatherer diets. *Am. J. Clin. Nutr.* **71**, 682–692 (2000).

119. Mercader, J. Mozambican Grass Seed Consumption During the Middle Stone Age. *Science* **326**, 1680–1683 (2009).

120. Henry, A. G., Brooks, A. S. & Piperno, D. R. Microfossils in calculus demonstrate consumption of plants and cooked foods in Neanderthal diets (Shanidar III, Iraq; Spy I and II, Belgium). *Proc. Natl. Acad. Sci. U. S. A.* **108**, 486–491 (2011).

121. Revedin, A. *et al.* Thirty thousand-year-old evidence of plant food processing. *Proc. Natl. Acad. Sci. U. S. A.* **107**, 18815–18819 (2010).

122. Westerterp-Plantenga, M. S. The significance of protein in food intake and body weight regulation. *Curr. Opin. Clin. Nutr. Metab. Care* **6**, 635–638 (2003).

123. Frassetto, L. A., Schloetter, M., Mietus-Synder, M., Morris, R. C. & Sebastian, A. Metabolic and physiologic improvements from consuming a paleolithic, hunter-gatherer type diet. *Eur. J. Clin. Nutr.* **63**, 947–955 (2009).

124. Appel, L. J. Dietary Patterns and Longevity: Expanding the Blue Zones. *Circulation* **118**, 214–215 (2008).

125. Hollox, E. Evolutionary Genetics: Genetics of lactase persistence – fresh lessons in the history of milk drinking. *Eur. J. Hum. Genet.* **13**, 267–269 (2005).

126. Masters, R. C., Liese, A. D., Haffner, S. M., Wagenknecht, L. E. & Hanley, A. J. Whole and refined grain intakes are related to inflammatory protein concentrations in human plasma. *J. Nutr.* **140**, 587–594 (2010).

127. Katcher, H. I. *et al.* The effects of a whole grain-enriched hypocaloric diet on cardiovascular disease risk factors in men and women with metabolic syndrome. *Am. J. Clin. Nutr.* **87**, 79–90 (2008).

128. de Munter, J. S. L., Hu, F. B., Spiegelman, D., Franz, M. & van Dam, R. M. Whole grain, bran, and germ intake and risk of type 2 diabetes: a prospective cohort study and systematic review. *PLoS Med.* **4**, e261 (2007).

129. Jacobs, D. R., Marquart, L., Slavin, J. & Kushi, L. H. Whole-grain intake and cancer: An expanded review and meta-analysis. *Nutr. Cancer* **30**, 85–96 (1998).

130. Jacobs, D. R., Andersen, L. F. & Blomhoff, R. Whole-grain consumption is associated with a reduced risk of noncardiovascular, noncancer death attributed to inflammatory diseases in the Iowa Women's Health Study. *Am. J. Clin. Nutr.* **85**, 1606–1614 (2007).

131. Biesiekierski, J. R. *et al.* No effects of gluten in patients with self-reported non-celiac gluten sensitivity after dietary reduction of fermentable, poorly absorbed, short-chain carbohydrates. *Gastroenterology* **145**, 320-328–3 (2013).

132. Sapone, A. *et al.* Spectrum of gluten-related disorders: consensus on new nomenclature and classification. *BMC Med.* **10**, (2012).

133. Olsson, K.-E. & Saltin, B. Variation in Total Body Water with Muscle Glycogen Changes in Man. *Acta Physiol. Scand.* **80**, 11–18 (1970).

134. Yancy, W. S., Olsen, M. K., Guyton, J. R., Bakst, R. P. & Westman, E. C. A low-carbohydrate, ketogenic diet versus a low-fat diet to treat obesity and hyperlipidemia: a randomized, controlled trial. *Ann. Intern. Med.* **140**, 769–777 (2004).

135. Volek, J. *et al.* Comparison of energy-restricted very low-carbohydrate and low-fat diets on weight loss and body composition in overweight men and women. *Nutr. Metab.* **1**, 13 (2004).

136. Samaha, F. F. *et al.* A low-carbohydrate as compared with a low-fat diet in severe obesity. *N. Engl. J. Med.* **348**, 2074–2081 (2003).

137. Sacks, F. M. *et al.* Comparison of weight-loss diets with different compositions of fat, protein, and carbohydrates. *N. Engl. J. Med.* **360**, 859–873 (2009).

138. Thomson, C. A. *et al.* Changes in body weight and metabolic indexes in overweight breast cancer survivors enrolled in a randomized trial of low-fat vs. reduced carbohydrate diets. *Nutr. Cancer* **62**, 1142–1152 (2010).

139. Phillips, S. A. *et al.* Benefit of low-fat over low-carbohydrate diet on endothelial health in obesity. *Hypertens. Dallas Tex 1979* **51**, 376–382 (2008).

140. Cotton, J. R., Burley, V. J., Weststrate, J. A. & Blundell, J. E. Dietary fat and appetite: similarities and differences in the satiating effect of meals supplemented with either fat or carbohydrate. *J. Hum. Nutr. Diet. Off. J. Br. Diet. Assoc.* **20**, 186–199 (2007).

141. Holt, S. H., Delargy, H. J., Lawton, C. L. & Blundell, J. E. The effects of high-carbohydrate vs high-fat breakfasts on feelings of fullness and alertness, and subsequent food intake. *Int. J. Food Sci. Nutr.* **50**, 13–28 (1999).

142. White, A. M., Johnston, C. S., Swan, P. D., Tjonn, S. L. & Sears, B. Blood ketones are directly related to fatigue and perceived effort during exercise in overweight adults adhering to low-carbohydrate diets for weight loss: a pilot study. *J. Am. Diet. Assoc.* **107**, 1792–1796 (2007).

143. Helge, J. W. Adaptation to a fat-rich diet: effects on endurance performance in humans. *Sports Med. Auckl. NZ* **30**, 347–357 (2000).

144. Benjamin, L., Blanpied, P. & Lamont, L. Dietary Carbohydrate and Protein Manipulation and Exercise Recovery in Novice Weight-Lifters. *J. Exerc. Physiol.* **12**, 33–39 (2009).

145. Walberg, J. L. *et al.* Macronutrient content of a hypoenergy diet affects nitrogen retention and muscle function in weight lifters. *Int. J. Sports Med.* **9**, 261–266 (1988).

146. Blundell, J. E., Cooling, J. & King, N. A. Differences in postprandial responses to fat and carbohydrate loads in habitual high and low fat consumers (phenotypes). *Br. J. Nutr.* **88,** 125–132 (2002).

147. Cooling, J. & Blundell, J. E. Lean male high- and low-fat phenotypes--different routes for achieving energy balance. *Int. J. Obes. Relat. Metab. Disord. J. Int. Assoc. Study Obes.* **24,** 1561–1566 (2000).

148. Blundell, J. E. & Cooling, J. High-fat and low-fat (behavioural) phenotypes: biology or environment? *Proc. Nutr. Soc.* **58,** 773–777 (1999).

149. Calton, J. B. Prevalence of micronutrient deficiency in popular diet plans. *J. Int. Soc. Sports Nutr.* **7,** 24 (2010).

150. Bellisle, F., McDevitt, R. & Prentice, A. M. Meal frequency and energy balance. *Br. J. Nutr.* **77 Suppl 1,** S57-70 (1997).

151. Cameron, J. D., Cyr, M.-J. & Doucet, E. Increased meal frequency does not promote greater weight loss in subjects who were prescribed an 8-week equi-energetic energy-restricted diet. *Br. J. Nutr.* **103,** 1098–1101 (2010).

152. Pearcey, S. M. & de Castro, J. M. Food intake and meal patterns of weight-stable and weight-gaining persons. *Am. J. Clin. Nutr.* **76,** 107–112 (2002).

153. Leidy, H. J. & Campbell, W. W. The effect of eating frequency on appetite control and food intake: brief synopsis of controlled feeding studies. *J. Nutr.* **141,** 154–157 (2011).

154. Munsters, M. J. M. & Saris, W. H. M. Effects of meal frequency on metabolic profiles and substrate partitioning in lean healthy males. *PloS One* **7,** e38632 (2012).

155. Farshchi, H. R., Taylor, M. A. & Macdonald, I. A. Decreased thermic effect of food after an irregular compared with a regular meal pattern in healthy lean women. *Int. J. Obes. Relat. Metab. Disord. J. Int. Assoc. Study Obes.* **28,** 653–660 (2004).

156. Farshchi, H. R., Taylor, M. A. & Macdonald, I. A. Beneficial metabolic effects of regular meal frequency on dietary thermogenesis, insulin sensitivity, and fasting lipid profiles in healthy obese women. *Am. J. Clin. Nutr.* **81,** 16–24 (2005).

157. Aksungar, F. B., Topkaya, A. E. & Akyildiz, M. Interleukin-6, C-reactive protein and biochemical parameters during prolonged intermittent fasting. *Ann. Nutr. Metab.* **51,** 88–95 (2007).

158. Seimon, R. V. *et al.* Do intermittent diets provide physiological benefits over continuous diets for weight loss? A systematic review of clinical trials. *Mol. Cell. Endocrinol.* **418 Pt 2,** 153–172 (2015).

159. Horowitz, J. F., Mora-Rodriguez, R., Byerley, L. O. & Coyle, E. F. Lipolytic suppression following carbohydrate ingestion limits fat oxidation during exercise. *Am. J. Physiol.* **273,** E768-775 (1997).

160. Pitkanen, H. T. *et al.* Free amino acid pool and muscle protein balance after resistance exercise. *Med. Sci. Sports Exerc.* **35,** 784–792 (2003).

161. Nair, K. S., Woolf, P. D., Welle, S. L. & Matthews, D. E. Leucine, glucose, and energy metabolism after 3 days of fasting in healthy human subjects. *Am. J. Clin. Nutr.* **46,** 557–562 (1987).

162. Moro, T. *et al.* Effects of eight weeks of time-restricted feeding (16/8) on basal metabolism, maximal strength, body composition, inflammation, and cardiovascular risk factors in resistance-trained males. *J. Transl. Med.* **14,** (2016).

163. Res, P. T. *et al.* Protein ingestion before sleep improves postexercise overnight recovery. *Med. Sci. Sports Exerc.* **44,** 1560–1569 (2012).

164. Snijders, T. *et al.* Protein Ingestion before Sleep Increases Muscle Mass and Strength Gains during Prolonged Resistance-Type Exercise Training in Healthy Young Men. *J. Nutr.* **145,** 1178–1184 (2015).

165. Cribb, P. J. & Hayes, A. Effects of supplement timing and resistance exercise on skeletal muscle hypertrophy. *Med. Sci. Sports Exerc.* **38,** 1918–1925 (2006).

166. Tsintzas, K. *et al.* Carbohydrate ingestion prior to exercise augments the exercise-induced activation of the pyruvate dehydrogenase complex in human skeletal muscle. *Exp. Physiol.* **85,** 581–586 (2000).

167. Mondazzi, L. & Arcelli, E. Glycemic index in sport nutrition. *J. Am. Coll. Nutr.* **28 Suppl,** 455S–463S (2009).

168. Tipton, K. D., Ferrando, A. A., Phillips, S. M., Doyle, D. & Wolfe, R. R. Postexercise net protein synthesis in human muscle from orally administered amino acids. *Am. J. Physiol.* **276,** E628-634 (1999).

169. Ivy, J. L. Glycogen resynthesis after exercise: effect of carbohydrate intake. *Int. J. Sports Med.* **19 Suppl 2,** S142-145 (1998).

170. Hulmi, J. J. *et al.* Acute and long-term effects of resistance exercise with or without protein ingestion on muscle hypertrophy and gene expression. *Amino Acids* **37,** 297–308 (2009).

171. Willoughby, D. S., Stout, J. R. & Wilborn, C. D. Effects of resistance training and protein plus amino acid supplementation on muscle anabolism, mass, and strength. *Amino Acids* **32,** 467–477 (2007).

172. Herrmann, W., Schorr, H., Obeid, R. & Geisel, J. Vitamin B-12 status, particularly holotranscobalamin II and methylmalonic acid concentrations, and hyperhomocysteinemia in vegetarians. *Am. J. Clin. Nutr.* **78,** 131–136 (2003).

173. Alexander, D., Ball, M. J. & Mann, J. Nutrient intake and haematological status of vegetarians and age-sex matched omnivores. *Eur. J. Clin. Nutr.* **48,** 538–546 (1994).

174. Craig, W. J. Nutrition concerns and health effects of vegetarian diets. *Nutr. Clin. Pract. Off. Publ. Am. Soc. Parenter. Enter. Nutr.* **25,** 613–620 (2010).

175. Liu, B., Qin, L., Liu, A., Shi, Y. & Wang, P. [Equol-producing phenotype and in relation to serum sex hormones among healthy adults in Beijing]. *Wei Sheng Yan Jiu* **40**, 727–731 (2011).

176. de Lemos, M. L. Effects of soy phytoestrogens genistein and daidzein on breast cancer growth. *Ann. Pharmacother.* **35**, 1118–1121 (2001).

177. Rohrmann, S. *et al.* Body fatness and sex steroid hormone concentrations in US men: results from NHANES III. *Cancer Causes Control CCC* **22**, 1141–1151 (2011).

178. Wang, X., Hu, Z., Hu, J., Du, J. & Mitch, W. E. Insulin resistance accelerates muscle protein degradation: Activation of the ubiquitin-proteasome pathway by defects in muscle cell signaling. *Endocrinology* **147**, 4160–4168 (2006).

179. Dyck, D. J., Heigenhauser, G. J. F. & Bruce, C. R. The role of adipokines as regulators of skeletal muscle fatty acid metabolism and insulin sensitivity. *Acta Physiol. Oxf. Engl.* **186**, 5–16 (2006).

180. Huovinen, H. T. *et al.* Body composition and power performance improved after weight reduction in male athletes without hampering hormonal balance. *J. Strength Cond. Res.* **29**, 29–36 (2015).

181. Gaffney-Stomberg, E., Insogna, K. L., Rodriguez, N. R. & Kerstetter, J. E. Increasing dietary protein requirements in elderly people for optimal muscle and bone health. *J. Am. Geriatr. Soc.* **57**, 1073–1079 (2009).

182. Bonjour, J.-P. Dietary protein: an essential nutrient for bone health. *J. Am. Coll. Nutr.* **24**, 526S–36S (2005).

183. Kerstetter, J. E., Kenny, A. M. & Insogna, K. L. Dietary protein and skeletal health: a review of recent human research. *Curr. Opin. Lipidol.* **22**, 16–20 (2011).

184. Opland, D. M., Leinninger, G. M. & Myers, M. G. Modulation of the mesolimbic dopamine system by leptin. *Brain Res.* **1350**, 65–70 (2010).

185. Havel, P. J., Townsend, R., Chaump, L. & Teff, K. High-fat meals reduce 24-h circulating leptin concentrations in women. *Diabetes* **48**, 334–341 (1999).

186. Dirlewanger, M. *et al.* Effects of short-term carbohydrate or fat overfeeding on energy expenditure and plasma leptin concentrations in healthy female subjects. *Int. J. Obes. Relat. Metab. Disord. J. Int. Assoc. Study Obes.* **24**, 1413–1418 (2000).

187. Hall, K. D. What is the required energy deficit per unit weight loss? *Int. J. Obes. 2005* **32**, 573–576 (2008).

188. Bosy-Westphal, A. *et al.* Accuracy of bioelectrical impedance consumer devices for measurement of body composition in comparison to whole body magnetic resonance imaging and dual X-ray absorptiometry. *Obes. Facts* **1**, 319–324 (2008).

189. Kushner, R. F., Gudivaka, R. & Schoeller, D. A. Clinical characteristics influencing bioelectrical impedance analysis measurements. *Am. J. Clin. Nutr.* **64**, 423S–427S (1996).

190. Lukaski, H. C., Bolonchuk, W. W., Hall, C. B. & Siders, W. A. Validation of tetrapolar bioelectrical impedance method to assess human body composition. *J. Appl. Physiol. Bethesda Md 1985* **60,** 1327–1332 (1986).

191. Slinde, F. & Rossander-Hulthén, L. Bioelectrical impedance: effect of 3 identical meals on diurnal impedance variation and calculation of body composition. *Am. J. Clin. Nutr.* **74,** 474–478 (2001).

192. Buchholz, A. C., Bartok, C. & Schoeller, D. A. The validity of bioelectrical impedance models in clinical populations. *Nutr. Clin. Pract. Off. Publ. Am. Soc. Parenter. Enter. Nutr.* **19,** 433–446 (2004).

193. van Marken Lichtenbelt, W. D., Hartgens, F., Vollaard, N. B. J., Ebbing, S. & Kuipers, H. Body composition changes in bodybuilders: a method comparison. *Med. Sci. Sports Exerc.* **36,** 490–497 (2004).

194. Clasey, J. L. *et al.* Validity of methods of body composition assessment in young and older men and women. *J. Appl. Physiol. Bethesda Md 1985* **86,** 1728–1738 (1999).

195. Van Der Ploeg, G. E., Withers, R. T. & Laforgia, J. Percent body fat via DEXA: comparison with a four-compartment model. *J. Appl. Physiol. Bethesda Md 1985* **94,** 499–506 (2003).

196. Hodgdon, J., A. in *Body composition and physical performance: applications for the military services.* (eds. Marriott, B. M. & Grumstrup-Scott, J.) (National Academies Press (US°, 1990).

197. Jackson, A. S. & Pollock, M. L. Generalized equations for predicting body density of men. *Br. J. Nutr.* **40,** 497 (1978).

198. Jackson, A. S., Pollock, M. L. & Ward, A. Generalized equations for predicting body density of women. *Med. Sci. Sports Exerc.* **12,** 175–181 (1980).

199. McArdle, W. D., Katch, F. I. & Katch, V. L. *Exercise physiology: nutrition, energy, and human performance.* (Wolters Kluwer Health/Lippincott Williams & Wilkins, 2015).

200. Jones, T. W., Howatson, G., Russell, M. & French, D. N. Effects of strength and endurance exercise order on endocrine responses to concurrent training. *Eur. J. Sport Sci.* 1–9 (2016). doi:10.1080/17461391.2016.1236148

201. Coulson, J. C., McKenna, J. & Field, M. Exercising at work and self-reported work performance. *Int. J. Workplace Health Manag.* **1,** 176–197 (2008).

202. Bagozzi, R. P., Dholakia, U. M. & Basuroy, S. How effortful decisions get enacted: the motivating role of decision processes, desires, and anticipated emotions. *J. Behav. Decis. Mak.* **16,** 273–295 (2003).

203. Peters, J. & Büchel, C. Episodic Future Thinking Reduces Reward Delay Discounting through an Enhancement of Prefrontal-Mediotemporal Interactions. *Neuron* **66,** 138–148 (2010).

204. Murru, E. C. & Martin Ginis, K. A. Imagining the possibilities: the effects of a possible selves intervention on self-regulatory efficacy and exercise behavior. *J. Sport Exerc. Psychol.* **32**, 537–554 (2010).

205. Segerstrom, S. C., Hardy, J. K., Evans, D. R. & Winters, N. F. in *How motivation affects cardiovascular response: Mechanisms and applications.* (eds. Wright, R. A. & Gendolla, G. H. E.) 181–198 (American Psychological Association, 2012).

206. Weyer, C. *et al.* Energy metabolism after 2 y of energy restriction: the biosphere 2 experiment. *Am. J. Clin. Nutr.* **72**, 946–953 (2000).

207. Dulloo, A. G., Jacquet, J. & Montani, J.-P. How dieting makes some fatter: from a perspective of human body composition autoregulation. *Proc. Nutr. Soc.* **71**, 379–389 (2012).

208. Trexler, E. T., Smith-Ryan, A. E. & Norton, L. E. Metabolic adaptation to weight loss: implications for the athlete. *J. Int. Soc. Sports Nutr.* **11**, 7 (2014).

209. Bosy-Westphal, A., Braun, W., Schautz, B. & Müller, M. J. Issues in characterizing resting energy expenditure in obesity and after weight loss. *Front. Physiol.* **4**, (2013).

210. Maclean, P. S., Bergouignan, A., Cornier, M.-A. & Jackman, M. R. Biology's response to dieting: the impetus for weight regain. *Am. J. Physiol. Regul. Integr. Comp. Physiol.* **301**, R581-600 (2011).

211. Levine, J. A. Non-exercise activity thermogenesis (NEAT). *Best Pract. Res. Clin. Endocrinol. Metab.* **16**, 679–702 (2002).

212. Weigle, D. S. Contribution of decreased body mass to diminished thermic effect of exercise in reduced-obese men. *Int. J. Obes.* **12**, 567–578 (1988).

213. Weigle, D. S. *et al.* A high-protein diet induces sustained reductions in appetite, ad libitum caloric intake, and body weight despite compensatory changes in diurnal plasma leptin and ghrelin concentrations. *Am. J. Clin. Nutr.* **82**, 41–48 (2005).

214. Burton-Freeman, B. Dietary fiber and energy regulation. *J. Nutr.* **130**, 272S–275S (2000).

215. Astrup, A. *et al.* The role of dietary fat in body fatness: evidence from a preliminary meta-analysis of ad libitum low-fat dietary intervention studies. *Br. J. Nutr.* **83 Suppl 1**, S25-32 (2000).

216. Weigle, D. S. *et al.* Roles of leptin and ghrelin in the loss of body weight caused by a low fat, high carbohydrate diet. *J. Clin. Endocrinol. Metab.* **88**, 1577–1586 (2003).

217. Andrade, A. M., Greene, G. W. & Melanson, K. J. Eating slowly led to decreases in energy intake within meals in healthy women. *J. Am. Diet. Assoc.* **108**, 1186–1191 (2008).

218. Martin, S. A., Pence, B. D. & Woods, J. A. Exercise and respiratory tract viral infections. *Exerc. Sport Sci. Rev.* **37**, 157–164 (2009).

219. Van Dyke, N. & Drinkwater, E. J. Relationships between intuitive eating and health indicators: literature review. *Public Health Nutr.* **17**, 1757–1766 (2014).

RESSOURCES WEB

Voici un ensemble de ressources en ligne qui peuvent vous aider dans votre démarche. Celles-ci peuvent être directement liées à la nutrition, ou au contraire couvrir un domaine plus large comme le développement personnel ou l'activité physique.

- Le site web consacré à la nutrition flexible où vous trouverez des articles, des outils, etc. : www.nutrition-flexible.fr

- Mon blog de développement personnel, consacré à la psychologie, la productivité, l'activité physique et la nutrition : www.se-realiser.com

- Le site francophone de référence pour connaître le contenu calorique des aliments et préparer un plan alimentaire sur mesure : www.les-calories.com

- Un ensemble de vidéos pour prendre ses mesures à la pince adipeuse par la chaîne Fitid : http://goo.gl/s5dbrR

- Le site américain regroupant de manière visuelle et accessible tous les résultats de la recherche scientifique sur chaque complément alimentaire disponible : www.examine.com

- Un excellent site américain sur la nutrition, avec des articles variés toujours justifiés par de nombreuses recherches scientifiques : www.precisionnutrition.com

- Le site de l'auteur Michael Matthews (en anglais) consacré à la musculation et à la nutrition, avec un propos s'appuyant sur des recherches scientifiques : www.muscleforlife.com

- Un très bon site (en anglais) sur la science de l'entraînement et la musculation : www.strongerbyscience.com

CARNET NUTRITIONNEL A TELECHARGER

Pour accéder au fichier de diagnostic et de suivi de votre poids, rendez-vous à cette adresse : www.nutrition-flexible.fr, à la rubrique « Téléchargements ». Ce document vous est réservé en tant que lecteur/lectrice du livre, et l'archive nécessite le mot de passe suivant pour être ouverte (attention à la casse) : NfSuivi1an. Si vous rencontrez la moindre difficulté pour y avoir accès, n'hésitez pas à me contacter à l'adresse suivante : bastien.wagener@nutrition-flexible.fr.

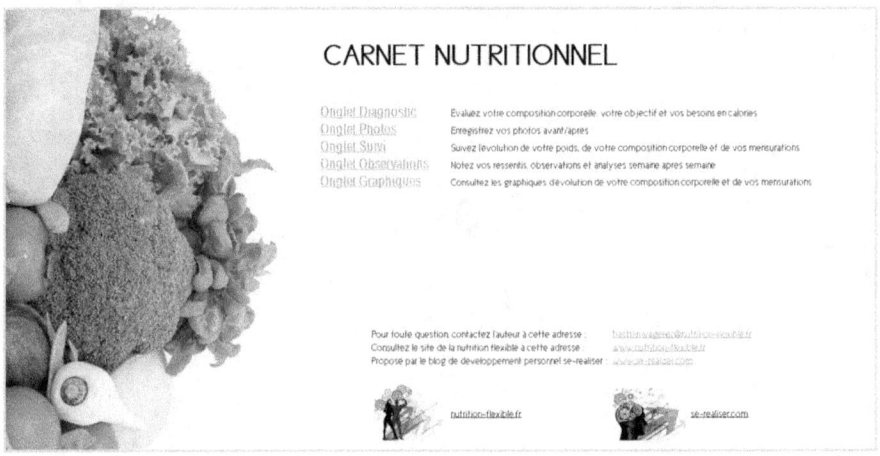

Vous retrouverez tous les onglets présentés dans ce livre, avec des consignes et des indications dans chaque section du fichier.

Pour accéder au calculateur en ligne, rendez-vous à la rubrique « Outils » du site. Vous y trouverez également la présentation des outils vous permettant d'effectuer votre diagnostic corporel et votre plan alimentaire.

FICHES DE SYNTHESE

Pour retrouver en un clin d'œil les consignes à respecter en sèche et en prise de masse, je vous ai préparé deux fiches de synthèse.

Sur chacune d'entre elles vous trouverez les critères de démarrage, de modification et d'arrêt. Le nombre de calories conseillées par rapport à votre DEJ y est également indiqué. Enfin, vous y trouverez la proportion « standard » pour la répartition des macronutriments. Vous pouvez bien sûr vous en éloigner grandement, notamment en ce qui concerne les glucides et les lipides, tant que vous respectez le total calorique préconisé.

Si vous voulez plus d'informations sur la sèche, la prise de masse et même le maintien, je vous invite à consulter les chapitres 4 (p.95) et 8 (p.183).

Fiche de la sèche

Quand commencer ?

Si vous êtes au-dessus de 10% de gras pour les hommes et 20% de gras pour les femmes. Pour vous préparer avant une prise de masse ou simplement pour perdre du gras.

Quel déficit calorique ?

Pour perdre du gras rapidement sans perdre trop de muscle, appliquez un déficit calorique de 20 à 25% par rapport à votre DEJ (mais ne descendez pas sous votre métabolisme basal).

Quels macros ?

Partez des proportions ci-contre.

Ajustez vos glucides et vos lipides en fonction de vos préférences alimentaires et de vos sensations.

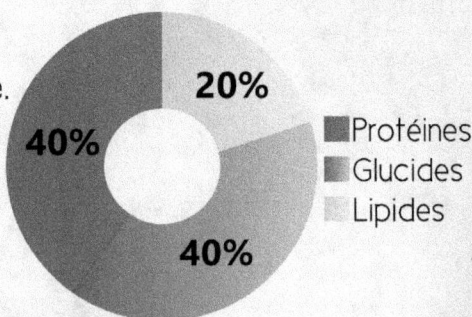

20%
40%
40%

■ Protéines
■ Glucides
■ Lipides

Quel rythme de progression ?

Visez une perte de poids de 500g à 1kg par semaine pour les hommes et les femmes. Si vous ne perdez pas de poids, baissez votre apport quotidien de 50 à 100kcal (sans descendre sous votre métabolisme basal).

Quand arrêter ?

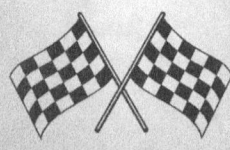

Quand vous atteignez 10% de masse grasse pour les hommes et 20% de masse grasse pour les femmes. Vous pouvez également descendre sous ces taux ou arrêter quand vous êtes satisfait(e) de votre physique.

Fiche de la prise de masse

Quand commencer ?

Pour prendre un maximum de muscle sans prendre beaucoup de gras, il faut être au maximum à 10-11% de gras pour les hommes et 20% de gras pour les femmes environ.

Quel surplus calorique ?

Pour limiter la prise de graisse, consommez environ 5 à 10% de calories en plus par rapport à votre dépense énergétique journalière.

Quels macros ?

Partez des proportions ci-contre.

Ajustez vos glucides et vos lipides en fonction de vos préférences alimentaires et de vos sensations.

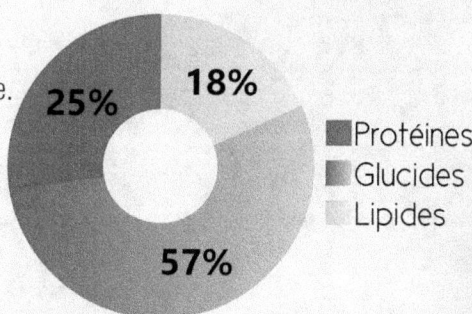

25% 18% 57%

■ Protéines
■ Glucides
■ Lipides

Quel rythme de progression ?

Visez une prise de poids de 250 à 500g par semaine pour les hommes et de 125 à 250g par semaine pour les femmes.
Si vous ne prenez pas de poids, augmentez votre apport quotidien de 50 à 100kcal.

Quand arrêter ?

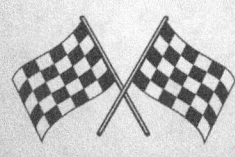

Quand vous atteignez 15 à 17% de masse grasse pour les hommes et 25 à 27% de masse grasse pour les femmes. Vous pouvez également arrêter quand vous êtes satisfait(e) de votre physique.

INDEX DES ABREVIATIONS

AA : Acide arachidonique (oméga-6).

AAE : Acides aminés essentiels.

AGT : Acide gras trans ou « transfat ».

AL : Acide linoléique (oméga-6).

ALA : Acide alpha-linolénique (oméga-3).

AP : Activité physique.

BCAA : « Branched amino-acids » ou « acides aminés ramifiés.

Cal : Grande calorie, appelée « calorie » dans le langage courant. Correspond à une kilocalorie ou « kcal ».

DEJ : Dépense énergétique journalière.

DHA : Acide docosahexaénoique (oméga-3).

EPA : Acide eicosapentaénoïque (oméga-3).

ETA : Effet thermique des aliments.

F : Femmes.

G : Glucides.

H : Hommes.

IF : « Intermittent fasting » ou jeûne intermittent.

IMC : Indice de masse corporelle.

Kcal : Kilocalorie, correspond à une grande calorie ou « Cal ». Désignée par le terme de « calorie » dans le langage courant.

L : Lipides.

MB : Métabolisme de base.

MG : Masse grasse.

MM : Masse maigre (muscles & os).

NEAT : Thermogenèse indépendante de l'exercice physique (« non- exercise activity thermogenesis »).

P : Protéines.

UI : Unités internationales.

Du meme auteur

Le Training Autogène

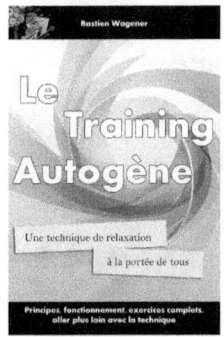

Technique de relaxation simple et efficace, le training autogène est une manière élégante de rentrer dans le monde de la relaxation et d'obtenir tous les bénéfices liés à ce type de pratique. Avec cet ouvrage, vous disposerez d'un véritable guide pour apprendre et pratiquer le training autogène, tout en bénéficiant de conseils précis et d'éléments théoriques pour mieux comprendre en quoi consiste cette méthode. Dans ce livre vous trouverez :

- les origines de la pratique ;
- les mécanismes psychophysiologiques sur lesquels repose la pratique ;
- un guide détaillé et didactique pour apprendre le training autogène, exercice par exercice ;
- la réponse aux difficultés, problèmes et obstacles les plus fréquemment rencontrés par les pratiquants ;
- des outils pour aller plus loin avec cette technique et l'utiliser comme vecteur de changement.

Ce livre est disponible en version papier[a], kindle[b], epub[c] et pdf[d].

---

[a] http://amzn.to/2hU3QML
[b] http://amzn.to/2hHeN3L
[c] https://www.kobo.com/fr/fr/ebook/le-training-autogene
[d] http://se-realiser.com/ebook/

www.ingramcontent.com/pod-product-compliance
Lightning Source LLC
Chambersburg PA
CBHW060238290526
45789CB00001B/102